U0395613

脉动的中医

——健康新理念

许天兴 / 著

上海科学普及出版社

自 序

七八岁时，我常向父辈们问两个问题："地图是怎样画出来的？天气是怎样预报的？"他们的回答总是模棱两可或不着边际，令我感到很疑惑。带着儿时的困惑，我一直想去探索那未知的世界，去追寻问题的答案。

儿时看的医生题材电影对我影响很大，电影中针灸治病的神奇效果画面深深地吸引着我，感动着我。那时我父亲因生活困难而积劳成疾，患有严重的胆囊和胃肠疾病，四处求医，但效果不好。我幼小的心灵常常被父亲因病痛苦的情形占据。看到父亲就医难、吃药又痛苦的情况，我立志要当一个像电影中那样有本事的医生，把父亲的病医治好……

大学毕业后分配到某测绘部队工作，但我始终不忘初心，立志做一个德才兼备的针灸医生。因为经常保障野外作业测量任务，我逐渐了解了一些测绘常识，明白了地图是怎样画出来的——这个让我疑惑了二十几年的问题终于有了答案。2009年，我因工作成绩突出，被调到总部某机关门诊部工作，保障对象是气象专业人员，短短几个月的工作和学习，我弄明白了大气预报的基本原理，找到了存疑在我心中的另一个问题的答案。由于时代的发展、科技的进步、技术手段的不断更新，测绘和气象技术日新月异，科技人员把跌宕起伏的绵绵山脉、一望无际的大海和广阔无垠的草原及沙漠等地物地貌数字化，实现准确无误地定位，也能把气象万千、变幻无常的云彩数字化，很精确地预报天气。受到这些启发，我想，中医针灸既然是科学，应该也可以用数字表示，同样可以数字化。

由于痴迷中医针灸，我浏览了大量针灸典籍。根据自己的理解，加上实践经验，我尝试对中医理论进行探讨。人是自然界的产物，人体就是一个小宇宙，天体的运行规律在人体里应该同样可以体现。据此，我提出中医和中医针灸数字化的观点，并将中医阴阳五行理论推演、发展为阴阳六行理论，为针灸治疗提供理论依据。我试用阴阳六行理论给官兵治病，效果十分显著。患有偏头痛、落枕、扭腰、岔气、崴脚等病症的人，常常通过一次或几次针灸就可以治愈。利用上述理论，近10年来我治愈了17种共162例疑难杂症，包括易栓症、房颤、顽固性湿疹、带状疱疹等。随着治疗患者的增多，我的针灸技术越来越好，我逐渐成为一名小有名气的针灸医生，平均每年针灸约8000人次，得到了医学界很多专家的重视和认可。

我非常重视中医非药物疗法，经过实践和探索，撰写了几篇论文发表在相关的核心期刊上，引起了中医界的关注。同时，发表的相关论文引起中国社会科学院中医药国情研究室的高度重视，并上报了内参，得到高层有关领导的批示。随着中医非药物疗法的研究发展与大力应用，现已成立了全军中医非药物疗法委员会，我被推选为常务理事。

针灸其实离我们的生活很近。在日常生活中，大家常常会说"针对这个问题……"，可是很少有人去细细推敲"针对"的来源。其实它来源于针灸，无论是中医还是西医，有病了就要"针对"，不是吗？西医得输液或肌内注射，是"针对"；中医针灸同样需要"针对"，才能找准病症，进行医治。对治疗疾病来说，显然"针对"是最重要的。同样地，"一针见血""把握时代的脉搏"等词语都源于中医。针灸离不开穴位和脉络，气血的流动、脉搏的律动是生命的象征。中医是有生命的，它像人体脉搏一样律动不已、生生不息，但愿这本小书，能让鲜活的中医回归自然、拥抱大地、温煦人间……

就让我们一起把握时代的脉搏，大力传承和发展中医，为中医事业贡献自己的一份微薄的力量吧！

目录 CONTENTS

附录 古书经典配方

二、根据经方而演变的配方 / 147

前　言

　　中华医学，源远流长，明珠璀璨，贻福众生。伏羲画八卦以言万物之理，神农尝百草而明药理疗疾。岐黄医术之经典《黄帝内经》，详述百病之理，集历代名医验方，传健康养生之道，为中华五千年文化之精髓。

　　在了解中医的概念之前，先从文字学的角度阐释"医（醫）"字。"醫"，从"殹"（yī），从"酉"（yǒu）。医，从匚（xi），从矢（shǐ）。匚是方，行医第一要懂医理，医理要方正；矢是箭，指针灸，因此针灸是一种医疗的手法；医字的右面是殳（shū），殳是古代的一种武器，用竹竿制成，有棱无刃。有人认为殳是手在水下摸东西，代表按摩。按摩在中医里是最基本的，同时又是最高层面的治疗，手到病除。体表的病，用按摩；深一层（经络）的病，用针刺；再深一层（五脏）的病，用药；病入膏肓，用灸法。酉，意为成就，酉也代表秋天，秋天万物成就了，五味俱全了，用这些东西可以酿酒。酒，指醪糟，叫醴里，是古代最原始的药。所谓医药不分家，说的就是这个道理。

那什么是中医呢？中医以阴阳为总纲，以脏腑经络的生理、病理为基础，以辨证论治为诊疗依据，通过中药、针灸、推拿、按摩、拔罐、食疗等多种治疗手段，使人体达到阴阳调和而康复。中医和西医在看待疾病的方法上有所不同。同样是扁桃体发炎，西医认为，扁桃体发炎是细菌感染，需要使用抗生素治疗。中医则认为，扁桃体发炎多为风湿邪毒入侵咽喉所致，可吃些中药调治，也可取少商穴或大椎穴放血，效果较好。中医更强调辨证施治，重视患者个体差异，根据患者的体质、体征，结合天时、地理、病史等诸多因素确定病症，订立治疗方案，这就是著名的三因理论——"因人、因时、因地用药"。

本书把中医分为了"医"和"药"两大块，分别进行讨论。"医"主要是着重行医实践和理论探索两方面，"药"则着重经方的介绍。

"医"的部分，本书主要从四个方面讨论了中医理论。一是从二十四节气的视角，解释太极图的文化象征及深刻含义。二是将中医的阴阳"五行"理论推广为阴阳"六行"理论，形成了"六脏"学说，改变了传统中医中"行"与"脏腑"的对应关系，以及相乘相侮关系，讨论了经络的演变及十二经脉流注的演变。首次提出"五气"的分布及运行模式。把传统中医理论中"心包"改为"脾"，并提出"奇恒之腑"是"六脏六腑"气化升华结晶的假说。本书还将中医的"三焦学说"与西医解剖的淋巴系统学说相对应，提出了"新三焦学说"，从而用西医的理论来解读、印证传统中医理论。三是采用数字技术解读人体经络，并从中西医结合的角度对人体穴位作了新定义，从行医的实践操作及效果方面对其进行诠释。四是探索针灸治病的本质，包括针灸穴位产生相应信息和指令、产生肽物质、产生生物电、改变局部或全身的血液循环。中医具有强大鲜活的生命力，像人类的生命脉搏一样生生不息，又因本书讨论的多与经脉及针灸穴位有关，故取书名为"脉动的中医"。

《说文解字》中指出，"药"的本义为"治病艸，从艸声乐"。"艸"即草，药就是指用以治病的草木。中医用药讲究以阴阳"六行"、脏腑经络、气血津液等中医理论为依据，根据草药的各种特性及表现出来的治疗作用配合使用，达到"药到病除，效如桴鼓"的作用。用药的目的就是要使机体重新达到新的平衡，各脏腑之间"和谐共处"，开药方时要有医者的慈悲心。这也是古代圣王重视医药的原因之一。关于"药"的部分，为弘扬经典，本书列出了《伤寒杂病论》原方、根据经方而演变的配方和其他药方，供广大医者参考、研究和辨证使用。

《中医药发展战略规划纲要（2016—2030年）》提出，"随着我国新型工业化、信息化、城镇化、农业现代化深入发展，人口老龄化进程加快，健康服务业蓬勃发展，人民群众对中医药服务的需求越来越旺盛，迫切需要继承、发展、利用好中医药，充分发挥中医药在深化医药卫生体制改革中的作用，造福人类健康"。随着大众对中国传统医学的认识逐步深入，中医不会因古老而褪色，并将在防病、治病方面发挥着独特的作用，为大众健康、乐观、幸福的生活保驾护航。因生病是在自然环境中发生的，而中医、中药具有取之于自然，还之于自然的特点，自然历久弥新。以自然之物、自然之法，医自然之身，这就是中医的科学。

研究与行医数十寒暑，我深切地体会到患者的困厄与无奈，完成此书，祈能为大众健康尽绵薄之力，更祈医界同人与读者诸君多赐教诲，以匡不逮，不胜感激！

中医理论篇

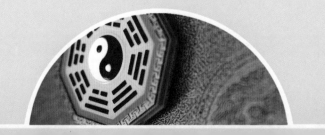

一、中医，从阴阳说起

（一）哲学之阴阳

阴阳，是中国古代哲学的一对范畴，是对自然界相互关联的某些事物或现象对立双方属性的概括。所谓"阴阳者，一分为二也。"（《类经·阴阳类》）阴阳最初是指日光的向背，朝向日光则为阳，背向日光则为阴。如《说文解字》中所说："阴，暗也；水之南，山之北也。""阳，高明也。"这时的阴阳含义是原始的、朴素的，仅指日光的向背，并不具备哲学上的含义。以后随着观察面的扩展，阴阳的朴素含义逐渐得到引申。如向日光处温暖、明亮；背日光处寒冷、晦暗。于是古人就以黑暗、光明，寒冷、温暖分阴阳。如此不断引申的结果，就几乎把自然界所有的事物和现象都划分为阴与阳两个方面。这时的阴阳不再特指日光的向背，而变为一个概括自然界具有对立属性的事物和现象双方的抽象概念。

《周易》中的易卦由阴爻（- -）和阳爻（—）组成。"- -"表示阴："—"表示阳。阴爻和阳爻分别以符号的形式标示了阴阳的概念。《国语·周语》记载，伯阳父用阴阳来解释公元前780年陕西发生的大地震，认为它是大地内部阴阳两种对立的物质势力运动的不协调所造成的。

春秋战国时期，哲学理论进入了快速发展时期，作为哲学理论的阴阳学说也逐渐形成。此时的哲学家们不但认识到事物内部存在着阴阳两种对立的势力，而且认识到这两种势力是运动变化的、相互作用的。阴阳的相互作用推动着宇宙中一切事物和现象的产生和变化。

（二）阴阳学说在中医学中的应用

医学家开始将阴阳概念应用于医学理论之中。《左传·昭公元年》（公元前417年）记载，秦名医医和在为晋侯诊病时说："天有六气，降生五味，发为五色，徵为五声，淫生六疾。六气曰阴、阳、风、雨、晦、明也。分为四时，序为五节，过则为菑（灾）。阴淫寒疾，阳淫热疾，风淫末疾，雨淫腹疾，晦淫惑疾，明淫心疾。"成书于战国至秦汉之际的《黄帝内经》运用阴阳学说来阐释医学中的诸多问题以及人与自然界的关系，使阴阳学说与医学密切结合起来，成为中医学的重要思维方法之一。

阴阳是中医基础理论中最核心的概念，贯穿于中医基础理论体系的方方面面。其论人体，则曰："人生有形，不离阴阳。"（《素问·宝命全形论》）论诊法，则曰："善诊者，察色按脉，先别阴阳。"（《素问·阴阳应象大论》）又曰："微妙在脉，不可不察，察之有纪，从阴阳始，始之有经，从五行生。"（《素问·脉要精微论》）又曰："谨熟阴阳，无与众谋。"（《素问·阴阳别论》）凡此种种，皆以辨别阴阳为中医诊法之根本，似乎弄清楚阴阳，就可以独见若神。其论治法，则曰："凡刺之方，必别阴阳。"（《素问·标本病传论》）又曰："治病必求于本。"（《素问·阴阳应象大论》）也是本于阴阳。总之，无论养生还是治病，一切都以阴阳为最高准则。所以《素问·四气调神大论》特别强调说："阴阳四时者，万物之终始也，死生之本也，逆之则灾害生，从之则苛疾不起，是谓得道。道者，圣人行之，愚者佩之。从阴阳则生，逆之则死；从之则治，逆之则乱。"《素问·阴阳应象大论》强调："阴阳者，天地之道也，万物之纲纪，变化之父母，生杀之本始，神明之府也，治病必求于本。"

毫不夸张地说，《黄帝内经》和构建于其上的整个经典中医体系，正是用阴阳来"纲纪万物"的，从天时变化，天人关系，人之生理、病理、藏象、经络、诊法、治则、药物，乃至针灸取穴等，可谓贯通全卷，渗透至微。

1.《黄帝内经》以阴阳理论阐释人体的组织结构

《黄帝内经》吸纳了战国至秦汉间盛行的"气化"说，认为万物的形成都是"形气相感"的结果，"在天为气，在地成形。形气相感而化生万物矣。"（《素问·天元纪大论》）所谓"形气相感"，就是阴阳二气相感。继而，《黄帝内经》认为，人体生命现象也是阴阳相感的产物，"人生有形，不离阴阳。"（《素问·宝命全形论》）不仅如此，《黄帝内经》还将人体结构对应于阴阳二气，并由此以阴阳为纲领，以人体的五脏六腑、四肢百骸的不同属性为依据，对全身脏腑器官做了具体划分。"夫言人之阴阳，则外为阳，内为阴。言人身之阴阳，则背为阳，腹为阴。言人身之脏腑中阴阳，则脏者为阴，腑者为阳。肝、心、脾、肺、肾五脏皆为阴，胆、胃、小肠、大肠、膀胱、三焦六腑皆为阳。所以欲知阴中之阴，阳中之阳者，何也？为冬病在阴，夏病在阳，春病在阴，秋病在阳，皆视其所在，为施针石也。故背为阳，阳中之阳，心也；背为阳，阳中之阴，肺也；腹为阴，阴中之阴，肾也；腹为阴，阴中之阳，肝也；腹为阴，阴中之至阴，脾也。此皆阴阳表里，内外雌雄，相输应也，故以应天之阴阳也。"（《素问·金匮真言论》）这就明白地指出，人体上下各部分之间、内外之间，都需要指出的是，阴阳不是具体的"器"，它是对人体器官组织性质抽象性的概括，它所指向的内容是事物的功能与事物之间的联系，而不是事物的实体与形质。脏腑组织只是根据其不同特点比附于阴阳而被分类的，且这种分类更加偏向于功能性。之所以会这样，主要是方便认知和更好地指导临床实践。《灵枢·阴阳系日月》中云："且夫阴阳者，有名而无形。"讲的就是此意。确切地说，阴阳在《黄帝内经》中的具体定位既非那个"渊兮似万物之宗"的道，亦非具体之形物，是应处于"道器之间"的位置。还有，《黄帝内经》认为人体各部分与阴阳的这种比附对应关系并非绝对，而往往出现阴中寓阳、阳中涵阴的现象，如此层层叠叠，循环不尽，乃至无穷。这里人体各器官的阴阳是比附于"气"之阴阳而存在的，其存在的目的无非是给我们的认识开了一扇方便之门，使我们更好地认识人体内两类不同性质的要素或现象。

2.《黄帝内经》以阴阳理论阐释人体的生理功能

在《黄帝内经》的理论中，人体的生理功能包括两个方面：其一为脏腑组织的功能以及它们之间的相互联系，以维持人体正常生理功能。五脏六腑分属阴阳，且它们分属的阴阳还有不尽相同的偏性，至于其中的五脏六腑在功能上的联系与互相作用的机制再用阴阳理论细分阴阳，也不是那么清楚明白。然而，五行理论却能更好地解释其中的阴阳玄妙，五脏六腑分属于木、火、土、金、水五行，五行相生相克，在动态平衡中取得和谐统一，最终达到维持人体正常生理功能的效果。可以说，五行的生克制化从另外一个角度完美而生动地展现了五脏六腑在功能上互相作用的动态过程。需要说明的是，五行之中木、火属阳，土、金、水属阴。因此，可以认为五行理论也只是更加细化、更易操作、更加生动的阴阳理论。譬如行军打仗，阴阳理论是运筹帷幄的元帅，至于攻城拔寨、突击阻截则需要五行理论这一将才具体执行了。其二为人体抵御邪气侵袭的卫外之力。"阴者藏精而起亟也，阳者卫外而为固也。"(《素问·生气通天论》)在这里，"阴"是用来储藏精气的；"阳"表现为保护人体的某种能量。《素问·阴阳应象大论》中云："阴在内，阳之守也；阳在外，阴之使也。"这就更加清楚地将阴阳关系概括为体和用的关系：阴为质，为体；阳为能，为用。它们的关系就如同物质与运动的关系，互为依据，阴不可离阳，阳亦不可离阴，阴阳为不可分割的统一整体。只有阴阳的体用关系正常，才能保证人体不受外邪的侵扰。所以，阴阳之间需和谐一致、相互依存、互为根本、相互为用、协调统一，才能维持人体的正常生理活动。

3.《黄帝内经》以阴阳理论阐释人体的病理变化

阴阳理论还被《黄帝内经》用来解释人体的病理变化，《黄帝内经》认为疾病的发生，是人体内部阴阳失衡的结果。"阳强不能密，阴气乃绝。阴平阳秘，精神乃治；阴阳离决，精气乃绝。"(《素问·生气通天论》)之所以如此，是因为在具体环境和具体结构中，阴阳有各自特定的功能范围，且这个范围类似阈值的范畴。如果一方在交感运动的过程中高于或者低于这个正常阈值，则必定导致与另外一方的协调不能，于是产生阴阳失调而导致疾病。"阴胜则阳病，阳胜则阴病。"(《素问·阴阳应象大论》)这段文字就阐述了阴阳失调后发生疾病的情况。总体来讲，阴阳失调的表现形式多种多样，许多情况下，疾病的发生、发展、变化过程，就是正邪交争的过程。这一过程可以用阴阳的偏胜、偏衰、互损、盛极转化来解释。下面对这些病理现象逐一论述：

阴阳的偏胜与偏衰。阴阳偏胜包含阴偏胜与阳偏胜，指外邪所致或本身内环境紊乱所致阴或阳的一方高于正常水平的病理变化。如"阴胜则阳病，阳胜则阴病。阳胜则热，阴胜则寒。"(《素问·阴阳应象大论》)阴阳偏衰包含阴偏衰与阳偏衰，指阴与阳的一方低于正常水平所导致的病理变化。如"阳虚则外寒，阴虚则内热。"（《素问·调经论》）这里所说的"阳虚则外寒"是由于阳虚不能制衡阴寒，而出现虚寒。"阴虚则内热"则是由于阴气虚衰无力制约阳热，而出现阴虚所生的内热。总的来讲，不管是阴阳偏胜还是阴阳偏衰所致病理状态的内在机理，都为其中一方过于强势，压制另一方，两方力量不能取得均势，使阴阳双方的交感运动不能处在一个和谐的状态，不"和"则为病。两者的区别在于：阴阳偏胜是由于阴阳一方的力量高于正常阈值所致的病理状态，而阴阳偏衰是由于阴阳一方的力量低于正常阈值所致的病理状态。

阴阳互损。阴阳互损包含阴损及阳与阳损及阴，指体内的正气，以及阴精与阳气之间互为根本，一损俱损的病理状态。阴阳互损的最终机理在于阴阳互根互用。最终表现为"阴阳俱损"或"阴阳两虚"。阴阳互损突出强调了阴阳之间的互益联系性，是指因为一方的减损导致这种唇齿相依的互益联系被破坏，而出现的唇亡齿寒的病理现象。

阴阳转化。有正常的阴阳转化，也有阴阳病态的转化，这里只讨论病态的转化。如"重寒则热，重热则寒"和"重阴必阳，重阳必阴"（《素问·阴阳应象大论》），讨论的便是这种病理状态。需要指出的是，这种病理状态是指阴阳失调所致的阴阳的一方尤盛，且这里的尤盛程度已经超过了前面所述"阴阳偏胜"中阴阳超过正常阈值的程度，并且其中一方在量的积累上已经达到了产生质变的程度，在这种条件下发生的由一方转化成另外一方的情况。所以，阴阳失调在量上积累到一定程度而发生质变后，会出现阴阳双方向自己的反方向转化的现象。当然，这种相互转化并非随意，必须是在某种特定条件下或某特定的阶段阴阳通过消长变化，达到由量变到质变的积累后才能完成。《黄帝内经》运用阴阳转化的原理，对特殊条件下出现的反常病理变化进行说明："四时之变，寒暑之胜，重阴必阳，重阳必阴。故阴主寒，阳主热；故寒甚则热，热甚则寒。日中阳陇，必降为阴；夜半阴极，必升为阳。故曰：寒生热，热生寒。此阴阳之变也。"（《灵枢·论疾诊尺篇》）由此可见，这里病态的阴阳相互转化与前文所述的"阴阳偏胜"的病理区别在于，阴阳一方超过正常阈值的量的积累是否足以发生质的变化。

4.《黄帝内经》以阴阳理论指导临床诊断与治疗

由于《黄帝内经》认为，疾病发生、发展、变化的根本原因在于阴阳失调，故对所有疾病，不管其病情是如何纷繁复杂，均可以用阴阳学说来诊断。因此，诊断疾病的总纲在于找准、找对切入点，也就是善于抓住阴阳这个关键点。《黄帝内经》认为，诊断疾病重在分清阴阳，且在疾病诊查领域中对阴阳理论的运用十分广泛，既以阴阳概括证型，又以阴阳分析四诊。如在证型诊断中，病位在表者为阳，实者为阳，热者为阳；而病位在里者为阴，虚者为阴，寒者为阴等。再如在望诊中，色泽鲜明者为阳，反之则为阴；闻诊中声音洪亮者为阳，反之则为阴；在脉诊中，脉象浮、数、洪、大者为阳，沉、迟、细、小、弱者为阴等。"善诊者，察色按脉，先别阴阳。"（《素问·阴阳应象大论》）只有先分清"阴征""阳征"，才可能抓住疾病的本质，进而对症下药。以此推断，治疗疾病的根本就是协调阴阳，从而达到"阴平阳秘"的状态。如"谨察阴阳所在而调之，以平为期。"（《素问·至真要大论》）这里的"平"即达到平衡、协调的状态。因此，就要采取"寒者热之""热者寒之""虚者补之""实者泄之"等方法，以达到补偏救弊、恢复阴阳相对和谐平衡状态的目的。

在疾病的治疗中，《黄帝内经》还将阴阳学用来归纳药物的性味，并以此指导临床实践。如"五味阴阳之用何如？岐伯曰：辛甘发散为阳，酸苦涌泄为阴，咸味涌泄为阴，淡味渗泄为阳。"（《素问·至真要大论》）可见，温、热药属阳，寒、凉药属阴；味辛、甘、淡者属阳，味酸、苦、咸者属阴；具有发散、升浮作用者属阳，具有收敛、沉降作用者属阴。在临床诊疗时，应根据疾病的固有属性分为阴病、阳病，以确定治疗的大体方向，再根据药物的阴阳属性通过"寒者热之""热者寒之""虚者补之""实者泄之"等方法，以确定具体临床用药。

二、太极图与中医

本部分所提"S节气太极阴阳鱼模型图"从二十四节气方面说明了太极图的形成原理，简化了太极图的画法；且本部分将模型图与中医结合，与经络、腑脏、时辰结合，更直接地揭示了它们之间的关系。

"中医三阴三阳"包含太阳、阳明、少阳，太阴、少阴、厥阴，其中蕴含了阴阳对立统一、阴阳互根互用，也体现了阴阳在对立斗争中发生量的变化。中医学追求阴阳对立双方量变在一定范围内保持相对和谐稳定的状态。若阴阳对立双方的量变发展到了一定程度，超出一定的范围，发生了质变，则会造成疾病的发生或死亡。"中医三阴三阳"具有独特的内涵，但纯文字的表述太过于抽象和笼统，而"S节气太极阴阳鱼模型图"高度概括了阴阳的基本内容和变化规律。以"S节气太极阴阳鱼模型图"为工具，分别与人体经络对应，有助于更深刻地理解"中医三阴三阳"学说的内容。

中医注重养生，注重"治未病"，把握一年四季的天气变化规律对指导养生至关重要。本部分从二十四节气入手得到"S节气太极阴阳鱼模型图"，又通过"S节气太极阴阳鱼模型图"来分析二十四节气，有助于将医易相结合指导养生，彰显中医预防医学的优势。

本部分最后分析得出的"S节气太极阴阳鱼——经络时辰模型图"可作为研究人体经络穴位的基本理论要点。人体的穴用体系是一个穴用超巨体系，本部分认为在人体穴用这一超巨体系中，存在着有规律可循的人体穴位运用框架模式，表现出人体体表客观存在着多元化的穴用方式。这对于针灸临床有着普遍的指导意义和应用价值。在临床运用中，节气、经络、脏腑、时辰相互为用，从多方位、多层次、多环节体现了人体穴位在运用中的一般规律和特殊规律。原有的太极图从未与经络相联系，本研究的模型图立足于经络穴位研究，紧贴太极哲学原理，结合现代医学理论，立足于中医创新思维，在实践探索中不断地归纳和总结新的穴用内容，使古老而神奇的中国针灸尽快地迈上科学化、规范化、通俗化的坦途。

（一）太极图的起源和图式

"太极"是中国古代医易学研究的重要范畴。"太"即初始、宗源、无上之意，"极"即尽头、极点之意。中国古代哲学认为，万事万物都存在于太极中，太极内部阴、阳两种能量的互生互克是生育、滋养宇宙万物的源泉。"太极"文字记载始出于《周易》。《周易·系辞上》曰："易有太极，是生两仪，两仪生四象，四象生八卦。"太极就是天地未形成以前的混沌状态，气、形、质浑然一体，清浊未分。由于太极运动产生阴阳二气，气之轻清者上浮而为天，气之重浊者沉降而为地，所以阴阳二气是太极的物质基础。《周易·系辞》曰："一阴一阳之谓道。"其阴阳不是孤立的、分割的，而是互抱的，太极图最好地体现了这一宗旨，所谓"一生二"。

太极图是中国古代概括阴阳易理和反映世界产生、发展变化法则的图式。世传太极图出自陈抟之手，陈氏传有三种图式：一为先天太极图，一为龙图，一为无极图。后世所绘太极图许多，大抵可分二类：一类为数层图组合的图式，如无极图、先天太极图、周氏太极图等。情势基原形同，最上一圈以单圆表示术极，二圈分黑白三层，标有阳动阴静字样，表示阴阳交织，运动变化。中分金木火水土五行，表示阴静阳动产生世界根本的构成特质。下面再有二圈，分离标有"乾道成男，坤道成女"或"万物化生"字样，以示产生万物。此图概括了无极、太极、阴阳、五行、万物生生不息变化无穷的宇宙演化过程。另一类为以阴阳鱼图为主的图式，如古太极图、先天太极图、来氏太极图等。其图外圆象征太极，内以S曲线分黑白环弧形，白中有一黑点，黑中有一白点。白为阳黑为阴，象征阴阳互根。环弧形如两鱼交游状，以示阴阳变化循环不已。

可见二类图式，形式有异，内涵类同。无论什么形式的阴阳太极图，基本形状和原理都是一样的，都是对《周易·系辞》中"易有太极"的解释。现在流行的太极图为阴阳鱼图式，此图各部分原有固定地位且赋以特定含义，但现代所绘太极图无严格方位标准，多侧重提醒阴阳变化循环之义。对太极图来源及内涵，学者们持不同看法。今人多联合现代科技理论加以论述。如有人认为，太极图是对波粒二象性的正确概括，太极图圆形是粒子性，中间S曲线是稳定性，太极图是波粒二象性的统一；还有人认为，太极图为宇宙天体球在程度面内的平面投影，其中两个小点为定南北向之用，S形线是日、月、五大行星等天体周运轨道在水平面内投影的图示。此类探讨，目前尚有较多争议。

（二）二十四节气

二十四节气起源于黄河流域。远在春秋战国时期，就定出仲春、仲夏、仲秋、仲冬四个节气，日后不断地改进与完善。

至秦汉年间，二十四节气已完全确立。公元前104年，由邓平等制订的《太初历》正式把二十四节气定于历法，明确了二十四节气的天文位置。现行的二十四节气的全部名称始见于《淮南子·天文训》，距今两千多年。现将二十四节气的命名及含义阐述如下：

现代天文学认为，太阳从黄经零度起沿黄经每运行15°所经历的时日称为"一个节气"，每年运行360°，共经历二十四个节气，每月两个。其中，每月第一个节气为"节气"，即立春、惊蛰、清明、立夏、芒种、小暑、立秋、白露、寒露、立冬、大雪和小寒；每月的第二个节气为"中气"，即雨水、春分、谷雨、小满、夏至、大暑、处暑、秋分、霜降、小雪、冬至和大寒。

"节气"和"中气"交替出现，各历时15天。现在人们已经把"节气"和"中气"统称为"节气"。二十四节气反映了太阳的周年运动，所以节气在现行的公历中日期基本固定，上半年在6日、12日，下半年在8日、23日，前后相差1~2天。

（三）太极图与二十四节气——S节气太极阴阳鱼模型图

古太极图是一幅表征天道阴阳的图，但该图的制图原理是否依据二十四节气？关键在于我们能否用二十四节气绘制出图中的S形曲线——太极线，并做出合理解释。

本部分从二十四节气角度出发，探讨太极图的形成原理，认为：太极图是一种S节气模型，即S节气太极阴阳鱼模型图，用来描述一年二十四节令的交替。

S节气太极阴阳鱼模型图的画法

在此模型中，二十四个节气把图分成24份（**图1**），夏至构成太极图的一个极点，冬至构成太极图的另一个极点。从极点出发，与二十四节气连接（**图2**），连接线与二十四等分线上的交点，取第一个，连接起来，则构成了S曲线（**太极曲线**）。这样，便解开了太极图起源的千古之谜，有关太极图的科学含义也就迎刃而解了。

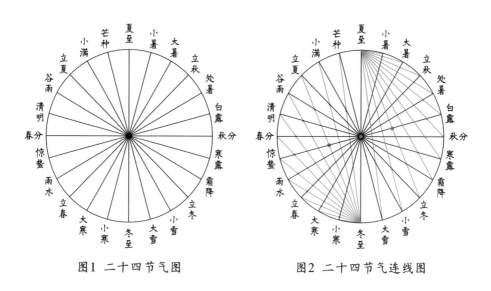

图1　二十四节气图　　　　　　　图2　二十四节气连线图

S曲线走向

在中国古代通常以上为南，下为北，左为东，右为西，而人的正位是面南背北，在一日之内太阳从东方升起，至西方落下，人处在正位看到太阳（阳气）运行的轨迹就是太极运行方向，所以S线的方向也是遵循顺时针方向，从上到下，从南到北。

两个极点及阴阳鱼眼的依据

夏至虽是阳气最旺的时节，但是最高点也意味着接下来开始下降，古有"夏至一阴生"的说法，而从夏至出发的S曲线则是阳气越来越少，形成了阴阳鱼图中的阴鱼，黑色。鱼眼是"冬至"到"立夏"的连接线与春分的交点，为白色，表示阴中有阳；另一边则是从冬至出发的阳鱼，白色。鱼眼是"夏至"到"立冬"的连接线与秋分的交点，为黑色，表示阳中有阴。这样便形成了如图所示的S节气太极阴阳鱼模型图（**图3**）。

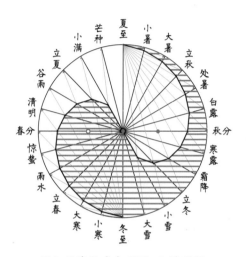

图3 S节气太极阴阳鱼模型图

模型图的意义

S节气太极阴阳鱼模型图的最外圈为圆形（象征太极），一是表示万物的变化周而复始、无始无终；二是表示无所不包、无处不在；三是表示圆融畅顺、圆满法界。

图中的S型曲线（象征阴阳两分），一是表示万事万物的变化都包含相辅相成的阴阳两方面；二是表示阴阳彼此消长互动，阴长则阳消，阳长则阴消，阳极生阴，阴极生阳；三是表明阴阳互为其根，各自均以对方为存在条件；四是表示事物阴阳的转化都是渐进的过程，即由量变到质变；五是表示阴阳互推互化、生生不息。

阴阳中的鱼眼，一是表示阴阳双方中都包含对立面的因素，即阴中含阳，阳中含阴；二是表示阴阳本身也不是一成不变的，其内部也会自生化出对立面的因素；三是说明阴阳之间的关系是复杂的，不是单一的对立关系。

二十四节气根据太阳在黄道上的位置平均划分，把黄道分成二十四等分，当太阳每年通过这二十四点时，地球也相应分别反映出二十四节气的变化。每年太阳通过春分点，黄经为零度，随着太阳沿黄道运行，黄经逐日增加，太阳绕行黄道一圈360°为一个回归年。我国古代也以岁星运行十二次测定二十四节气。

S节气太极阴阳鱼模型图主要是从二十四节气出发，形成太极图，简单易行，也表明一年之气象。

明朝来明德认为："万古之人事，一年之气象也。春作夏长秋收冬藏，一年不过如此。自盘古至尧舜，风俗人事，以渐而长，盖春作夏长也。自尧舜以后，风俗人事，以渐而消，盖秋收冬藏也。""万古之始终者，一日之气象也。一日有昼有夜有明有暗，万古天地，即如昼夜。"S节气太极阴阳鱼模型图中白道所指为"冬至"，全黑，说明天气寒冷，夜长昼短；左转至"春分"，黑白各半，表示昼夜相等，阳气渐升；再转至"夏至"，阳已盛极，昼多夜少；至"秋分"，亦是黑白各半，虽说昼夜相等，但阳渐消而阴渐长，最后又回旋至"冬至"，一年复始。

（四）S节气太极阴阳鱼模型图与中医的关系

唐朝名医药王孙思邈说："不知易，不足以言太医。"明朝张介宾也明确指出："医不可无易，易不可以无医，设能兼而有之，则易之变化出乎天，医之运用由乎我。"由此可见，若要做到"治未病"，若要"顺时养生"，必定要首先知晓一年四季气候变化的规律。从二十四节气在太极图上对应的位置入手，分析人体经络，不失为一个好方法，既形象又易懂。

人体有十二经脉，阴经通于脏，阳经通于腑，十二经脉和十二脏腑结合起来，形成二十四经脉与二十四节气相吻合、相对应的关系。如表1所示。

表1 十二经脉和十二脏腑与二十四节气对应表

十二经络[①]	二十四节气	十二脏腑
足厥阴肝经	小寒、大寒	肝脏
足少阳胆经	立春、雨水	肺脏
手太阳小肠经	惊蛰、春分	大肠腑
手少阴心经	清明、谷雨	胃腑
手太阴肺经	立夏、小满	脾脏
手阳明大肠经	芒种、夏至	心脏
手厥阴心包络	小暑、大暑	小肠腑
手少阳三焦	立秋、处暑	膀胱腑
足太阴脾经	白露、秋分	肾脏
足阳明胃经	寒露、霜降	心包
足少阴肾经	立冬、小雪	三焦
足太阳膀胱经	大雪、冬至	胆腑

配合S节气太极阴阳鱼模型图，可以画出相应的八卦图（图4）。

---

① 根据本书后面部分的六行理论，"手厥阴心包络"其实应该为"手厥阴脾络"，"足太阴脾经"其实应该为"足太阴胰经"（见《"六行"理论中经络演变及十二经脉流注演变》），但此处还未涉及六行理论，所以暂时还用原来的经络名称。

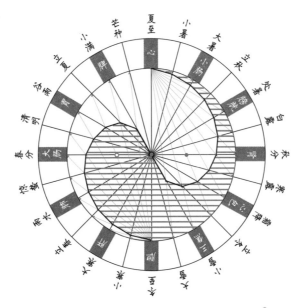

图4 S节气太极阴阳鱼——经络模型图[①]

---

① 根据本书后面部分的六行理论，"小满"对应的"脾"其实应该为"胰"，"霜降"对应的"心包"其实应该为"脾"（见《"六行"理论中经络演变及十二经脉流注演变》)，但此处还未涉及六行理论，所以暂时还用原来的名称。

人体二十四经脉不但在一年里与节气相对应，而且也与十二个时辰相对应，如表2所示。

表2 十二经脉与二十四节气及时辰对应表

十二经络	二十四节气	十二脏腑	时间	时辰
足厥阴肝经	小寒、大寒	肝脏	1～3	丑
足少阳胆经	立春、雨水	肺脏	3～5	寅
手太阳小肠经	惊蛰、春分	大肠腑	5～7	卯
手少阴心经	清明、谷雨	胃腑	7～9	辰
手太阴肺经	立夏、小满	脾脏	9～11	巳
手阳明大肠经	芒种、夏至	心脏	11～13	午
手厥阴心包络	小暑、大暑	小肠腑	13～15	未
手少阳三焦	立秋、处暑	膀胱腑	15～17	申
足太阴脾经	白露、秋分	肾脏	17～19	酉
足阳明胃经	寒露、霜降	心包	19～21	戌
足少阴肾经	立冬、小雪	三焦	21～23	亥
足太阳膀胱经	大雪、冬至	胆腑	23～1	子

根据表2，进一步完善模型图，见图5：

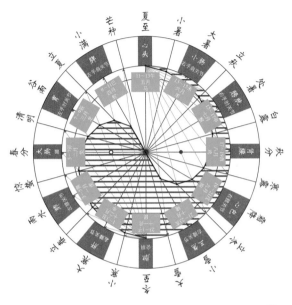

图5 S节气太极阴阳鱼——经络时辰模型图[①]

中国古代医学界和道家将人体每一个脏腑都看成有生命情感及思维的生命活性物质。"阴阳"在中医学中除了表示事物与现象外，更是一种思维模型。"S节气太极阴阳鱼——经络时辰模型图"反映了宇宙生命的圆形运动规律，日、地、月三者的阴阳消长规律，也是人体阴阳盛衰消长的象征。

[①] 根据本书后面部分的六行理论，"小满"对应的"脾"其实应该为"胰"，"霜降"对应的"心包"其实应该为"脾"（见《"六行"理论中经络演变及十二经脉流注演变》），但此处还未涉及六行理论，所以暂时还用原来的名称。

（五）根据模型图分析得出对应的针灸穴位及养生策略

根据模型图，分析得出二十四节气对应的针灸穴位。

表3 二十四节气对应的针灸穴位

节气/阳历日期	针灸经络分析	任督二脉及其经络主要穴位
立春/2月4日	肝经穴位，使春阳之气得以宣达，代谢机能得以正常运行。	大椎、命门、肺俞、肝俞； 关元、神阙、中脘、太冲
雨水/2月19日	要注意顾护脾胃之气，才能使肝气不致横逆。	大椎、肾俞、肝俞； 期门、关元、神阙
惊蛰/3月6日	以肝经腧穴为调治重点。	大椎、肝俞、肾俞； 合谷、太冲、关元、神阙、中脘
春分/3月21日	以肝经与脾经、胃经的腧穴为主。	大椎、肝俞、命门、脾俞； 关元、神阙、中脘、膻中、太冲
清明/4月5日	以足少阴肾经与足厥阴肝经的穴位为主。	大椎、至阳、命门； 鬼哭穴、足三里、合谷、关元、神阙
谷雨/4月20日	要补益阳气。	大椎、百会、命门、心俞； 关元、神阙、神门
立夏/5月5日	以膀胱经为主。	大椎、心俞、肾俞； 关元、神阙、膻中
小满/5月21日	是皮肤病的高发期，针灸时要使寒湿之气从汗而解。	大椎、肾俞； 关元、神阙、足三里
芒种/6月6日	以足太阴脾经及足太阳膀胱经的腧穴为主。	大椎、脾俞、心俞、命门； 神阙、关元、足三里、劳宫
夏至/6月21日	以手少阴心经为主。	大椎、至阳、命门； 膻中、关元、神阙、巨阙
小暑/7月7日	以手少阴心经腧穴为主。	大椎、肾俞、心俞； 神阙、关元、膻中、涌泉、合谷
大暑/7月23日	以手太阴肺经、足太阴膀胱经、足少阴肾经的腧穴为主。	大椎、肾俞、心俞； 神阙、关元、膻中、涌泉、合谷
立秋/8月7日	以手太阴肺经的腧穴为主。	大椎、肾俞、脾俞； 关元、神阙、中脘、章门、太白
处暑/8月23日	从脾胃二经入手，避免消化道疾病的发生。	大椎、肾俞、心俞； 神阙、关元、膻中、涌泉、合谷
白露/9月8日	适宜养肺，过程中配合部分饮品，润肺化燥，养阴生津。	大椎、肺俞、肾俞、脾俞； 关元、神阙、足三里、中府

节气/阳历日期	针灸经络分析	任督二脉及其经络主要穴位
秋分/9月23日	以膀胱经的腧穴为主，增强卫气。	大椎、肺俞、大肠俞、肾俞；关元、神阙、天枢、足三里、合谷
寒露/10月8日	当以肾经的腧穴为主，不能离开"养收"的原则。	大椎、肺俞、肾俞、八髎；神阙、关元、太渊、足三里
霜降/10月23日	以手太阴肺经与足少阴肾经相配合，以达到金水相生的效果。	大椎、脾俞、肾俞；涌泉、关元、神阙、膻中
立冬/11月7日	对督脉及任脉部分腧穴的针灸时间适当延长，达到补益阳气的作用。	大椎、肾俞、京门；涌泉、神阙、关元
小雪/11月22日	要肾经与肝经并用，补益与调畅并行。	大椎、至阳、肾俞、心俞；涌泉、关元、神阙、膻中
大雪/12月7日	宜肺、脾、肾三脏同补，适当延长针灸时间。	大椎、至阳、肾俞、心俞；涌泉、关元、神阙、膻中
冬至/12月22日	以补阳与驱寒为主，重点加强任督二脉的调理。	大椎、肾俞、脾俞；太溪、关元、神阙、中脘
小寒/1月6日	加强脾胃二经的调理。	大椎、肾俞、心俞；神阙、关元、膻中
大寒/1月20日	以肾经为主，肝经为辅，既要进一步补益阳气，又要逐渐注意肝气的调畅。	大椎、肾俞、心俞；神阙、关元、膻中

根据模型图，分析得出二十四节气对应的养生策略。

在此仅以十二"中气"为例进行分析：

1. 春分。避免情绪波动，调畅情志，多做户外运动，以应春季生发之气。此节总的饮食调养原则是忌大寒大热，力求中和。故吃寒性食物对应佐以温热之品，服益阳之品对应佐以滋阴之物，以保持阴阳平衡。

2. 谷雨。由于此时气温的升高和雨量的增多，湿疹成为多发之症。因此饮食方面应适当进饮一些清热解毒、养血润燥的汤水。另谷雨时节万物生长、蒸蒸日上，空气特别清新，正是采纳自然之气养阳的好机会，适合外出游玩，但要小心花粉、柳絮一类的过敏。过敏症在这一时期也很常见，特别是在北方地区。

3. **小满**。小满节气的到来往往预示着夏季的闷热潮湿天气即将来临。所以，小满节气的养生中要做好"防热防湿"的准备，防热要多饮水，且以温开水为好。多吃新鲜水果蔬菜，规律生活。运动以每天早、晚凉快时为好，且避免剧烈运动。防湿则注意不要被雨淋，尽量避开潮湿的环境，选择穿着透气性好的衣物。日常饮食应以清淡的素食为主，忌海鱼、羊肉以及冷饮等。

4. **夏至**。此节气应晚睡早起，利用午休来蓄养阳气，及时补充水分。忌冷水冲头、淋浴。饮食以清淡为宜，多食杂粮以寒其体，冷食瓜果当适可而止。

5. **大暑**。由于暑气逼人，人的心气易于亏耗，故预防中暑是本时节的养生重点。应合理安排工作时间，避免在烈日下暴晒。注意室内降温，保持充足睡眠。也可适时服用一些芳香化浊、清热利湿的方剂，如用鲜藿香叶、佩兰叶各10克，飞滑石、炒麦芽各30克，甘草3克，水煎代茶饮。另外，暑在五行中对应火，而火生木，肝应木，故暑热易动"肝火"。肝火过旺则乘脾土，则致心烦急躁、精神萎靡、食欲不振等异常表现，应在饮食调理的同时积极采取"心理暗示"的方法调整情绪。

6. **处暑**。在此节气，易发"秋燥"，多表现为咳嗽少痰、口鼻干燥等。此外，某些疾病，如支气管扩张、肺结核等在秋燥的作用下易复发或加重。故处暑养生贵在防燥，保障睡眠、适度晨练。饮食方面应多吃些含维生素的碱性食物，如西红柿、茄子、葡萄、梨等，少吃油腻肉食。

7. **秋分**。顺应"秋收"之气。在饮食上，因秋属肺金，酸味收敛补肺，辛味发散泻肺，所以秋分节气期间宜收不宜散。应尽量少食葱、姜等辛散之品，适当多食酸味甘润的果蔬，如有条件可饮些润肺养阴的汤水。

8. **霜降**。此时气候已渐寒冷，夜晚下霜，晨起阴冷，昼夜温差变化大，体质弱或原有慢性疾病的人易因此而感冒、发热或旧病加重。此外由于人体血管受到寒冷刺激后会出现相应的收缩，使血压升高，故在此季节心脑血管的发病率也开始上升。要预防上述疾病，保暖成为关键。另外，此节气期间也是慢性胃炎和胃、十二指肠溃疡病复发的高峰期。因此，切忌暴饮暴食和醉酒，同时应避免服用对胃肠黏膜有刺激的药物。

9. **小雪**。在此时节，保暖变得很重要，尤其是要适时增加衣物。其原则是以穿衣不出汗为度，以逐渐锻炼机体的抗寒能力，这对于体弱者预防感冒极为有益。小雪节气中五阴一阳，故天气时常是阴冷晦暗，人的情志受天气影响，易引发抑郁症或是加重患者的病情。有关研究表明：冬季日照时间减少，使得人脑内与抑郁症相关的神经递质5-羟色胺的功能也随之减弱，进而会使人出现失眠、烦躁、悲观厌世等一系列抑郁症状。此时应多晒太阳，并进食含有能帮助人脑产生5-羟色胺的食物，如香蕉。

10. **冬至**。根据冬主闭藏的规律，冬令进补易使营养物质转化的能量储存于体内，滋养五脏。进补并非一味使用温燥之品，应根据个人体质的不同补阴、补阳或阴阳双补。运动则以微微出汗为度，切勿汗多泄气，有悖冬季阳气伏藏之道。另外，冬至至大寒时段是一年中最冷的季节，应慎防冻伤。

11. **大寒**。这个节气的天气特点就是晴冷而干燥。这种干燥的空气条件会加重呼吸道疾病的症状，特别是老年人。不仅如此，持续的低温也会使人体的血管收缩，血压升高，心脏工作量增大，易诱发高血压和心脏病。因此，在此节气期间应特别注意保暖保湿，早晚多开窗透气，必要时可用功能性空调或加湿器等，以增加空气湿度。大寒期间除坚持饮食的一般原则外，还应强调热量供应充足，饮食以温热性的食物为主。常用的补气食品有莲子、大枣、糯米等，补血食物有龙眼肉等，补阴食物有木耳、芝麻等，补阳的食物有核桃仁、芥菜、糯米、刀豆等。

12. **雨水**。雨水时节空气湿润，又不燥热，是养生的好时机，而此时养生最重要的一个方面是调养脾胃，应根据自身的基本状况选择饮食、药物和起居劳逸调摄。雨水时节应多吃新鲜蔬菜、多汁水果，以补充人体水分。由于初春为万物生发之始，阳气发越之际，故雨水期间应少食酸味，多吃甜味，以养脾脏之气，并避免肝木生发太过，克伤脾土。

三、中医理论探讨

本部分在继承中华民族传统中医理论基础上，逐步完善了中医某些理念，具体包含以下几方面的内容：

第一，将中医的阴阳"五行"理论推广为阴阳"六行"理论，将传统中医理论中的"五行"，即"木、火、土、金、水"推广为"木、火、土、金、水、气"，增加了"气"，形成了"六行"理论。

第二，"五脏"增加"胰"后，形成了"六脏"学说，即在原有的"心、肝、脾、肺、肾"上增加"胰"，变为"心、肝、脾、肺、肾、胰"。

第三，改变了传统中医中"行"与"脏腑"的对应关系，以及相乘相侮关系，讨论了经络的演变及十二经脉流注的演变，首次提出"五气"的分布及运行模式。

第四，把传统中医理论中的"心包"改为"脾"，并提出"奇恒之腑"是"六脏六腑"气化升华结晶的假说。

第五，将中医的"三焦学说"与西医解剖的淋巴系统相对应，提出了"新三焦学说"，从而用西医的理论来科学地解读传统中医理论。

第六，采用数字技术解读人体经络，并从中西医结合的角度对人体穴位作了全新的定义，将数字技术应用到经络学说中，使中西医两者更好地融合。

这些关于中医的新理念不但完善和发展了中医理论，促进了中西医两者更好地融合，并且为中医理论的发展以及疾病的预防和诊治探索了新的方法。在这些新理念的指导下，不但常见疾病的治愈率大幅度提高、治愈周期缩短，并且一些疑难杂症的疗效颇为显著。平均治愈率达到85%以上。

中医作为中华民族的宝贵财富，源远流长，博大精深，为中华民族的健康事业做出了不可磨灭的贡献。它作为一门科学，之所以能不断得到充实、发展，最主要的是它以可靠的疗效为中华民族的繁衍昌盛作出了重大贡献。随着西方医学的传入、发展，中医面临着新的挑战。在医学迅猛发展的今天，中医学要继续发展，就必须提高诊疗水平和治疗效果。要做到这一点，笔者认为首先中医理论要进一步完善、科学化，再充分发挥中医辨证论治的优势，辨病与辨证相结合，宏观与微观并重，是十分重要的。然而，中医发展十分缓慢，特别是现代医学日新月异，更显得中医发展缓慢。究其原因，一方面是人们重视不够，认识不足；

另一方面也是主要方面，本书认为中医理论发展创新缓慢。中医有它不够完善的地方，它禁锢了人们的想象力，致使人们无法科学地解释某些疾病，在辨证施治中也有牵强附会的地方。因此，我们需要提出新的理念，以适应医学的发展、指导我们的医疗工作。中医应该随时代的发展而发展，随科技的进步而进步。

（一）"五行"增加"气"，演变为"六行"

阴阳与五行，最初都是一种生活概念，它们是唯物的，在历史上对人类健康生活起到了积极的作用。它是一种朴素的唯物论和自发的辩证法，承认世界是物质的，认为一切事物都是相互联系的，而且事物内部都包含着阴阳两种对立势力的相互依存和斗争。中医应用这个观点，指导防病治病的实践，在历史上对祖国医学的发展起过积极的作用，这是肯定的。但它对人体复杂的内部矛盾，只是根据一般的观察做出笼统的解释，而不是建立在现代解剖学基础上和经过科学的分析而做出具体准确的概括。因此，阴阳五行学说，尤其是五行学说，它虽然认识到人体内外环境是相互联系的，但由于历史条件的限制，还没能真正揭示出这种联系的实质。所以，本书认为中医理论在某些方面应有所发展。

中国古代认为，天下万物皆由五类元素组成，分别是木、火、土、金、水，彼此之间存在相生相克的关系（图6），五行是指木、火、土、金、水五种物质的运动变化。在中国，五行理论有着悠久的历史，《尚书·洪范》即将五行放在首条予以介绍，"五行：一曰水，二曰火，三曰木，四曰金，五曰土"。

事物的五行属性并不等同于木、火、土、金、水五行本身，而是将事物的形象与五行的抽象特性相比较。凡与木的特性相类似的事物，就归属于木行而称其为属木，其余同理。以五脏配属五行，则由于肝主升而归属于木，心阳主温煦而归属于火，脾主运化而归属于土，肺主降而归属于金，肾主水而归属于水。

本书则认为中医理论中的阴阳五行（木、火、土、金、水），应演

变为阴阳六行（木、火、土、金、水、气）。五行之间的相生相克关系
是单方向的，是在一个平面上的。而六行由于增加了"气"，除了原有
五行之间的相生相克关系外，"气"和原有五行之间的关系则是双方向
的相生相克关系（图7）。从这个意义上来说，"气"跳出了原有五行所
在的这个平面关系，而使六行之间的关系成为三维的空间关系。因此，
五行之间反映的是二维空间的相互关系，而六行之间却能反映出三维空
间的相互关系。

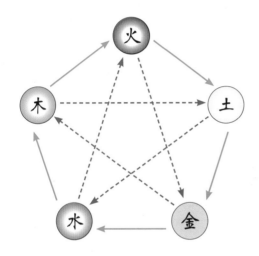

图6 五行相生、相克示意图

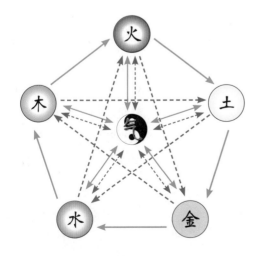

图7 六行相生、相克示意图

为什么把"气",列为一"行"呢?因为"气"这个名词,在中医理论中是一个特殊术语。"气"在中医理论中基本上无处不在,例如"原气""肝气""血气"等。它的概念非常广泛,从宇宙间到人体各种微妙的生命活动,很多都是用"气"来阐述的。它认为,"气"是万物生成变化的内在动力。但总是把它说得很神秘,让人们无法捕捉,难以理解。大家都知道,生命从产生到消亡,中间经历了生、长、壮、老、死的全过程。人体生命的全过程,在外因的作用下,例如光、力等,实际上是"气"的生成运化的过程,人体有了"气",才有生命,有了"气"才能化生精、血、津液,才有"神",有思维。生命的全过程,不仅要有"气",而且还要依赖"气"的运动来推动人体的生命活动。气的运动称为"气机",气的运动以升、降、出、入四种形式表现出来。它不仅推动和激发着人体的各种生理功能,同时也通过脏腑经络的功能活动体现出来,"气"在人体中具有推动、温煦、防御、固摄、气化五大生理功能,它们各不相同,但又密切配合,相互协调,相互为用,以此维持正常的生理活动。因此,把"气"列为一"行"。既然"气"是生命的本原,大概被称之为奇恒之腑的"脑"和"生殖器官"等就是其他五行经过"气化"的最高产物——升华的结晶吧!所以"气"在六行中居最重要位置,它和其他五行相生又相克、相侮又相乘。

(二)"五脏"增加"胰",演变为"六脏"

"脏腑"是中医总称人体内部的器官,五行理论认为,心、肝、脾、肺、肾为五脏,胃、胆、三焦、膀胱、大肠、小肠为六腑。但《伤寒直格》中,却将心、肝、脾、肺、肾、心包归为六脏,胃、胆、三焦、膀胱、大肠、小肠归为六腑。本书认为,以上脏腑的定义均值得商榷,合理的脏腑应定义为:心、肝、脾、肺、肾、胰为六脏;胆、胃、大肠、小肠、三焦、膀胱为六腑。其原因有二:一是由于"胰"的作用在中医理论中被忽略了,二是因为心包的作用被误解为脏的作用。

首先,解剖学中胰腺是重要的消化器官,在《黄庭内景经》中有这样一句话——"脾长一尺掩太仓",其中的"脾"其实指现代解剖学中的

"胰"。在解剖生理学中，胰腺是人体的第二大腺体，由外分泌部和内分泌部混合组成。内分泌部称胰岛，可分泌胰岛素和胰高血糖素等；外分泌部分泌胰液，胰液中含有胰蛋白酶、胰淀粉酶和胰脂肪酶，这些酶以酶原形式存在，没有活性，在胆汁的激活下，转化成具有活性的酶，在消化过程中起重要作用。其次，解剖学认为心包是心脏的外包膜，对心脏起保护作用，而脏的特点则是化生和贮藏精气，这些作用心包均不具备。此外，肾脏、肺脏等都有包膜，并未将其列出来。把心包作为内脏不但易引起误解，而且也未体现心包的真正作用。因此本书认为"五脏"应当演变为"六脏"，即在原"心、肝、脾、肺、肾"上增加"胰"，变为"心、肝、脾、肺、肾、胰"。

为什么中医理论中无"胰"？本书认为主要原因如下：

第一，胰的位置紧贴腹后壁，横过腰1、腰2椎体的前方，胰头被十二指肠所环绕，胰尾和脾门相接近。胰位于胃的后方，属于腹膜后位器官，犹如腹膜后脂肪。古代中医很少解剖尸体，只凭一般观察很不容易发现胰的存在，所以被忽略。

第二，胰的形态不像肝、肺、肾和脾那样有一个门，为管道出入部位，胰管纵贯胰的长轴和胆总管汇合斜穿十二指肠壁，开口于十二指肠大乳头。如果不把胰解剖开来，不知道它的内部会有管道，古人不可能推测到它的功能与消化食物有关，与胃的功能有联系。

第三，有人认为中医未提到胰，是因为胰脏分泌多种消化酶，人死亡，胰脏本身自我消化，胰脏就不存在了，所以中医没有发现胰脏，因而不提胰脏。本书认为这种看法不完全正确，如果病人是因为患急性坏死性胰腺炎而死亡，尸体解剖时很有可能找不到胰脏，然而这种病例在尸体中毕竟是少数，因此我们解剖的大量尸体中都有胰的存在。

第四，观察错误，误把胰脏看成脾脏的一部分。胰尾与脾相接近，脾动脉发出胰支入胰，发出脾支入脾，两者借脾动脉相连，所以可以认为，"脾长一尺掩太仓"。

第五，肝与胆，借胆道相联系，互为阴阳脏腑；肾与膀胱，借输尿管相联系，互为阴阳脏腑；心与小肠，和营养物质吸收、运输有关，互为阴阳脏腑；肺与大肠，和呼吸以及浊气的产生、排除有关，互为阴阳脏腑；脾与胃，位于左季肋区，互为毗邻，相距甚近，两者借脾胃韧带相联系。古人误认为，两者联系密切，误把两者看成互为阴阳脏腑关系。

《素问·六节藏象论》首次讨论了"脏象"，认为"脏"，即指藏之于体内的内脏；"象"，是指表现于外的生理、病理现象。两者组合，脏象即为机体内脏的生理活动和病理变化反映于外的征象。由五脏演变为六脏后，脏象演变表如下（表4）：

表4 脏象的演变

脏象	演变前	演变后
心	主血脉，主神志，在志为喜，在液为汗，在体合脉，在窍为舌。	主血脉、主神志，在志为喜，在液为汗，在体合脉，在窍为舌。
肺	主气，司呼吸，藏魄，主宣发和肃降，调通水道，朝百脉，在志为忧，在液为涕，在体合皮，其华毛，在窍为鼻。	主气，司呼吸，藏魄，主宣发和肃降，调通水道，朝百脉，在志为忧，在液为涕，在体合皮，其华毛，在窍为鼻。
胰		主运化，后天之本，主升清，在志为思，在液为涎，在体合肌肉，在窍为口。
脾	主运化，后天之本，主升清，在志为思，在液为涎，在体合肌肉，在窍为口。	主营卫，主肃清，统血，在志为惊，在液为脓，在体合淋巴，在窍为扁桃体。
肝	主疏泄，调畅气机，促进胰胃的运化功能，调畅情志，主藏血，主藏魂，在志为怒，在液为泪，在体合筋，其华在爪，在窍为目。	主疏泄，调畅气机，促进胰胃的运化功能，调畅情志，主藏血，主藏魂，在志为怒，在液为泪，在体合筋，其华在爪，在窍为目。
肾	藏精，主水，主纳气，在志为恐，在液为尿，在体合骨，主骨生髓，其华在发，开窍于双耳及二阴。	藏精，主水，主纳气，在志为恐，在液为尿，在体合骨，主骨生髓，其华在发，开窍于双耳及二阴。

此外，有关四诊八纲、药物归经等方面的问题也将有相应的变动，本书暂不叙述。

（三）"六行六脏"理论中对应关系的演变

1. "六行"与脏腑的对应关系

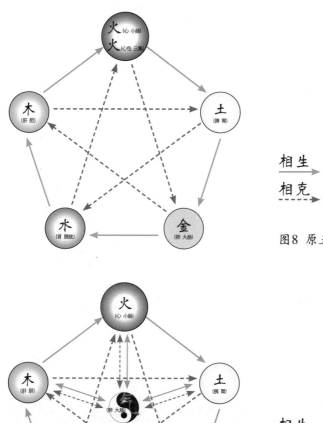

图8 原五行对应脏腑示意图

图9 六行对应脏腑示意图

五行理论中，五行与脏腑的对应关系是："木"与肝、胆相对应；"火"与心、小肠相对应，还与心包、三焦相对应（出自《素问·天元纪大论》；用来阐述天地运气时，把"火"这一行分为"君火"与"相火"，分别对应心与小肠、心包与三焦）；"土"与脾、胃相对应；"金"与肺、大肠相对应；"水"与肾、膀胱相对应。彼此之间存在相生、相克的关系。按照这种说法，推出了人体的"六脏六腑"（语出《伤寒直格》），即六脏为"心、肝、脾、肺、肾、心包"，六腑为"胃、胆、三焦、膀胱、大肠、小肠"（图8）。

但这样的对应关系，从现代医学的角度来说，是不太准确的。中医阴阳五行认为肺主肃降，与金肃清、收敛的特性等相类比，故认为属金；脾为生化之源，土有生化万物的特性，故以脾属土。这种类比归类略显牵强。故本书从解剖生理学角度对几对关系略做调整，以肺、脾、胰等器官的生理功能为依据，进行一一对应。调整后的对应关系更能体现中医整体观的科学性和辨证优势（图9）。

根据本书的研究，五行演变为六行后，"木""火""水"与腑脏的对应关系不变，其他几行对应的脏腑发生的变化为：（1）新增加的"气"与肺、大肠相对应；（2）"金"与脾、三焦相对应，"土"与胰、胃相对应。

涉及变化的脏腑分别是：（1）肺（原"金"调整为"气"）、大肠（原"金"调整为"气"）；（2）脾（原"土"调整为"金"）、三焦（原"火"调整为"金"）；（3）胰（新增，与"土"对应）；（4）心包（去掉）。

调整的依据分别为：

（1）肺是人体内最大的器官，其基本功能是气体交换，即从空气中吸入氧并排出废弃的二氧化碳等至空气中。中医认为，肺朝百脉，指百脉中的血液都要流经肺脏，以完成其吸清呼浊的循环过程，所以本书认为肺应与"气"相对应。中医认为，肺藏魄，肺与大肠相表里，肛门，中医又称魄门，除有排除大便功能外，还有排除废气的功能，所以本书认为大肠也应与"气"相对应。

（2）脾是人体最大的淋巴器官，属于免疫器官。现代医学证实，脾的作用为储存各种淋巴细胞，而且还是滤过血液的主要场所，因此它和消化系统没有直接关联。中医认为，脾统血，益气养血，运化水湿，调节水液等，这和现代医学淋巴系统的功能相似。而三焦主诸气，有总司全身气机和气化的功能，又为水液运行之通道，它有疏通水道、运行水液的作用，是水液升降出入的通道。脾与三焦互为阴阳脏腑关系，形成机体防御体系，故脾、三焦与"金"相对应更合理（**关于三焦，本书后面还有详细论述**）。

（3）阴阳五行理论认为，脾有"主运化，后天之本，主升清，在志为思，在体合肌肉"的功能，但这部分功能在解剖生理学中，实属胰腺的功能。胰腺是人体的第二大腺体，能分泌胰岛素和胰液，是真正重要的消化器官。而六腑中的胃主要功能是受纳，即接受和消化食物，与胰相辅相成，故胰、胃与"土"相对应更合理。

（4）五行理论认为，"心、肝、脾、肺、肾"五脏又加"心包"，合为六脏，并与"三焦"互为表里，并且"心包"代替"心"受邪。现代解剖生理学能证实，心包不能等同于其他五脏。因此，本书在调整后的五行对应脏腑图中，将"心包"去掉。

对应脏腑关系发生变化后，不但传统中医理论中的五脏六腑全部被纳入六行关系中，形成了新的六脏六腑与六行的对应关系，并且根据实际情况，凸显了解剖生理学中肺和大肠的功能，体现了脾和三焦的重要作用，使各个脏腑之间的相生相克关系体现得更充分、更完整，更能反映出人体生理和病理的复杂变化。

2."六行"中的相乘相侮关系

五行演变为六行后，相应的相生相克关系在图7中已经给出。相生相克是密不可分的，没有"生"事物就无法发生和生长；没有"克"事物就无所约束，就无法维持正常的协调关系。如果是相生相克太过或者不及，都会破坏正常的相生相克关系，而出现相乘相侮。

五行相乘相侮关系如图10所示，而在加入"气"这一行，演变为六行后的相乘相侮关系，具体如图11所示：

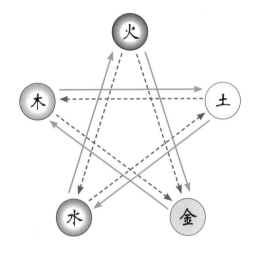

图10 五行相乘、相侮示意图

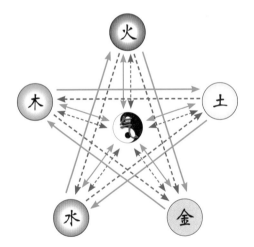

图11 六行相乘、相侮示意图

3. "六行"理论中经络演变及十二经脉流注演变

五行演变为六行后，本书认为在经络方面应有以下演变：

（1）五行中的"脾"在六行中应演变为"胰"。

（2）五行中的"心包"在六行中应演变为"脾"。

（3）六行中的三焦主要内涵：上焦应为膈以上淋巴系统；中焦为膈以下淋巴系统到盆腔淋巴系统；下焦为盆腔以下淋巴系统。因此，经络也需进行相应调整，其中，五行中十二经脉的手厥阴心包经演变为手厥阴脾经（蓝色），足太阴脾经演变为足太阴胰经（红色）。具体如图12所示：

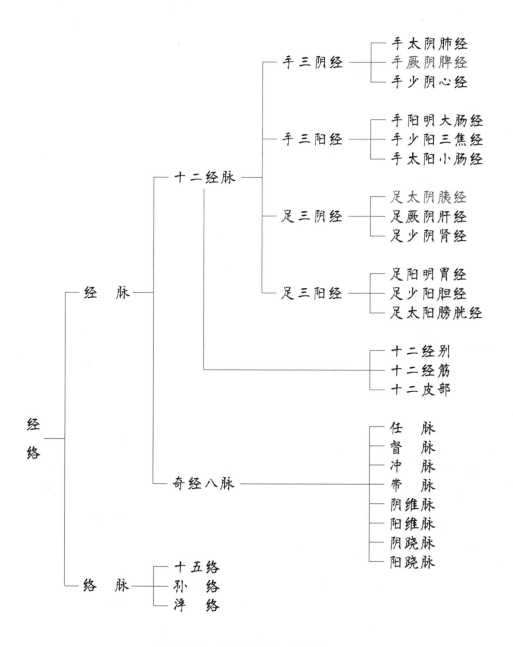

图12 六行中经络演变示意图

本书认为经络演变的原因是：脾是人体中最大的淋巴器官，除有贮血功能外，尚有造血功能，能产生淋巴细胞，并产生抗体参与体内免疫反应。正如前文所述，在中医理论中，未提到"胰"，而把胰的重要作用笼统地归于"脾"，这是很含糊的。所以本书认为，五行中的"脾"在六行中应演变为"胰"。因此，五行中十二经脉的足太阴脾经演变为足太阴胰经（红色）。

而"脾"又归于何处呢？在中医理论关于经络的学说中把"心包"单独列出来和其他脏腑相并列（图8），并把"火"分为"君火""相火"，这种概念是模糊的，本书认为不妥。解剖学认为，心包是心脏的外包膜，起保护作用。肾脏、肺脏等都有包膜，为什么不列出来呢？把心包作为内脏易引起误解，外国人学中医更是摸不着头脑。所以，应将五行中十二经脉的"手厥阴心包经"演变为"手厥阴脾经"，这样脾就与三焦相表里。

根据上述的六行六脏理论，十二经脉流注也要进行相应的演变，其中五行中与胃相接的脾改成胰（蓝色）、与肾相接的心包改成脾（红色）。具体概况如下图所示：

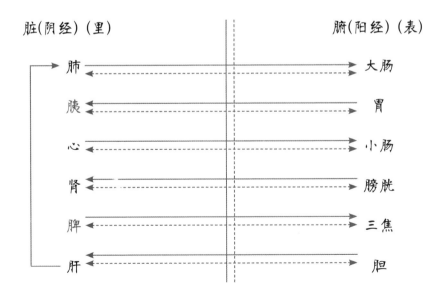

图13 六行中十二经脉流注示意图

4."五气"的分布及运行模式

中医认为,原气是人体最基本、最重要的气,是人体生命活动的原动力,即肾间动气;宗气是积于胸中之气,是肺从自然界吸入的精气和水谷运化而成;营气是与血共行脉中之气;卫气是运行于脉外之气;中气泛指中焦脾胃之气。但是关于以上"五气"的分布及运行模式却从未给出,经过多年的潜心研究和临床实践,本书发现在增加了"气"以后,结合原有的"五行","五气"也有其自身的运行规律和分布模式,具体如图14所示:

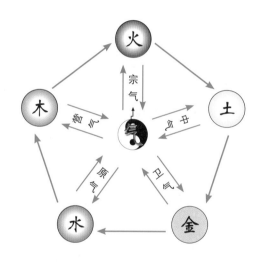

相生

图14 六行对应五气示意图

(四) 三焦学说与淋巴学说的探讨

在中医理论中,三焦分为上焦、中焦、下焦,是六腑之一。它与心包络有经脉络属,形成表里,主诸气,有总司全身气机和气化的功能。这与现代西医学中淋巴结、脾、胸腺等淋巴器官产生淋巴细胞和抗体的防御作用相似。同时三焦又为水液运行之通道,它有疏通水道、运行水液的作用,是水液升降出入的通道,这又与现代西医学中淋巴管协助体液回流作用相似。

传统医学中,上焦一般指横膈以上的胸部,包括心肺及头面部,其生理功能是主气的升发和宣散，但并不是有升无降，而是气升极而降，《黄帝内经》形容为"上焦如雾"；中焦指横膈以下脐以上的上腹部，包括脾胃两脏，其生理功能主要是脾胃的整个运化功能，所以讲中焦是"泌糟粕，蒸津液"，为气机升降之枢，气血生化之源，《黄帝内经》形容为"中焦如沤"；下焦是指胃以下的部位和脏器，其生理功能为排泄糟粕和尿液，《黄帝内经》形容为"下焦如渎"。

这种划分很笼统且边界不清，对三焦的生理功能解释也很笼统、很神秘，让人们无法想象，难以接受。本书认为三焦的内涵分别是：上焦应为膈以上淋巴系统，中焦应为膈以下至盆腔以上淋巴系统，下焦应为盆腔以下淋巴系统。

脾是淋巴器官，可以生成T细胞和B细胞，参与细胞免疫和体液免疫。脾与三焦互为阴阳脏腑关系，形成机体防御体系。这样中医的"营卫气血"理论中的"卫"字才真正得以体现。

上述三焦假设，能更好地实行中西医结合及与国际接轨。解剖学中的心、肝、脾、胰、肺、肾、大肠、小肠、胃、膀胱、脑、生殖器官、淋巴系统等与中医理论中的脏腑就可以一一对应了。一个从形态、结构、功能入手，一个从功能、整体、辨证的方面入手，两者可以互补，交叉兼容，从宏观到微观，再从微观到宏观，从部分到整体，从结构到功能，一一加以辨证，师法自然，更好地为人类健康服务。

四、中医非药物疗法

中医由药物疗法和非药物疗法两大系统共同构成。中医非药物疗法内容丰富，临床实用性强，砭石、针、灸、导引（民间各种拳术，如太极拳、少林拳、峨眉剑、五禽戏、八段锦等）、推拿（按摩）、火罐、刮痧、刺络、筋磁、经络共振、理疗、火疗、药物熏蒸、热敷、贴敷、文化养生、食疗养生、经络养生、情志养生、环境养生等都包含各种不同的中医医术和方法。其目的就是解决人类健康长寿问题。非药物疗法是中华民族几千年来强身健体治病的重要保障，因其安全、方便、无毒副作用，深受百姓欢迎和喜爱。其中针灸技术更是因神奇有效而流传于世界各国。目前，美国风湿病学会将针灸疗法列为治疗类风湿病的第一选择，世界卫生组织高度重视针灸的价值，并于2007年将针灸穴位标准化。全世界各国医学专家和人们都在大力推广、应用中医非药物疗法，中医的非药物疗法是对现代医学的有力补充，是21世纪人们追求健康的选择。

（一）非药物疗法的定义

非药物疗法是指不吃药、不打针（注射）、不输液的绿色自然疗法。中医非药物疗法以"天人合一""整体调理""阴阳平衡"等传统中医理论为出发点，不依赖任何药物的作用，而达到治病健身的目的。

（二）非药物疗法的历史背景

自从有了人类就有非药物疗法的存在，如用维持人类生存的基本物质食物进行治疗——食疗。通过不断进步与发展，开拓创新，它对人类起到了巨大作用，根据人的体质选择应用，无毒副作用。非药物疗法的历史源远流长，从现存的大量著述和考古学的结论中可以看到，远在缺乏系统文字的周朝以前，中医诞生之初，砭石、针刺、按摩、导引、祝由等非药物疗法就已经得到应用，并在中国早期医学中占主导地位。据《黄帝内经》记载，非药物疗法有系统的理论指导。《素问·异法方宜论》中五方之医说，就有四方主要或者纯粹以非药物为法，可见非药物疗法在《黄帝内经》中的地位是很重要的。

（三）非药物疗法包括的内容及其内涵

1. **砭石**：砭石的红外线释放对人体所产生的作用。
2. **针**：九针对人体所起到的不同用途及作用。
3. **灸**：各种不同的灸法所产生的效果不同。
4. **推拿（按摩）**：各种手法作用于人体所发挥的作用。
5. **导引**：包括气功、民间的各种门派拳术等。

6. **刮痧**：用各种不同工具所产生的效果就截然不同。

7. **火罐**：各种罐疗的不同用途与作用。

8. **理疗**：指的是现代各种物理治疗方法。

9. **火疗**：用火消除疾病的一种治疗方法，如把酒精灯、人工手抓、毛巾等作工具使用。

10. **水疗**：药物熏蒸、药物热敷等。

11. **贴敷**：用植物草和昆虫做成粉末状调和成膏状物，贴敷于经络和穴位上，等其发挥作用。

12. **筋磁**：天、地、人的磁场和玉石的相互作用。《本草纲目》载："玄真者，玉之别名也。服之令人身飞轻举，故曰：服玄真（玉石），其命不极。"又载："玉屑是以玉石为屑。气味甘平无毒。主治除胃中热，喘息烦满，止渴，屑如麻豆服之，久服轻身长年。能润心肺，助声喉，滋毛发。滋养五脏，止烦躁，宜共金银、麦门冬等同煎服，有益。"由此足见，玉石自古即已入药，它对于疗疾和保健具有极好的作用。

13. **光源动力全息疗法**：在电激发状态下，量子之间相互摩擦产生大量的自由电子，这些带负荷的电子被空气中的氧捕获，形成游离状态的负氧离子，同时释放出与人体内微量元素产生共振效应的能量波。负氧离子和能量波通过人体皮肤毛孔作用于细胞，增加血红蛋白的携氧量，提高血氧饱和度，改善微循环系统，提高细胞活力，分解体内自由基，并促进毛孔对血液内、体内废物的排出。因此，这对内分泌失调、骨关节疾病、循环障碍、亚健康状态、三高症有很好的调节作用。

14. **经络共振**：是宇宙最为普通的物理现象，指的是，产生某种振动，那么其他物质也随之振动起来。固有频率是由物质系统本身特性所决定的。一般说来，物质的体量越小，其固有频率就越高。在共振现象中，先动的物质叫作共振母体，随之而动的物体叫作共振子体。共振效应的结果是，共振子体没有发生任何变化而自发地得到了能量。

15. **文化养生**：儒、释、道、琴、棋、书、画等。

16. **食疗养生**：根据人体的差异和地域环境的不同，通过确切的辨证、搭配差异，达到平衡调节的目的。

17. **经络养生**：以《黄帝内经》理论为主导思想，再根据民间的不同嗜好，因人利导通过经络锻炼达到阴阳平衡之目的。

18. **情志养生**：根据人体七情六欲所分布的五脏六腑，以及古典的角徵宫商羽等调节人体的情绪，达到心理平衡。

19. **环境养生**：根据天、地、人、社会对环境的影响，包括自然界大环境、社会环境、室内环境、体内环境等，因人而异调节环境及改变环境，以达到人与自然和谐之目的。

中医有五千年历史，有系统的理论、浩瀚的文献和丰富的临床经验。中医有西医无法取代的六大优势：预测疾病，养生保健，非药物疗法，擅长治疗慢性病、老年病和疑难杂症，擅长防治急性病和病毒性疾病，简、便、廉、验。因此，中国必须建立以中医为主、中西医并重的医疗保健模式。

针灸篇

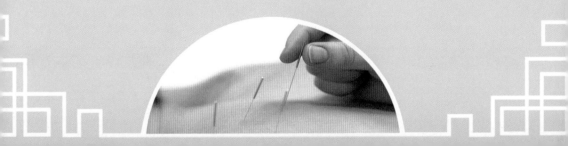

一、针灸理论及针灸治病原理

（一）针灸治病的理论依据

本书认为，针灸治病的理论应该在阴阳六行理论的基础上形成。为什么是阴阳六行而不是阴阳五行呢？除了第一部分讨论的中医理论外，这里再补充几点。

阴阳六行是阴阳五行的推衍和发展，两者是共根同源和一脉相承的。阴阳六行能更直观、更清晰、更明确地用图示体现和阐明人体复杂的生理和病理变化。从阴阳五行所阐述的脏腑之间生克关系来看，它只是在一个平面内单向机械地推演，即在二维空间内推演人体脏腑之间复杂的生理和病理变化，显然不太全面，有一定的局限性；而阴阳六行则是在三维以上的空间内推演人体脏腑之间复杂的生理和病理变化，强调人体脏腑生理和病理的产生和变化，是由多方面的综合因素影响而成，而不是单方面简单的生克导致的。阴阳六行更能突出"气"的生理和病理功能，强调"气"的运化功能变化。阴阳六行理论能更清晰地阐释人体的组织结构，更加全面地阐释人体的生理功能，更加深刻地阐释人体的病理变化，更好地指导医生的诊断与治疗，为人类健康服务。尤其是二十四节气太极图以图腾的直观方式明示了阴阳消长的变化规律，明示了在阴阳的变化规律中，不仅有空间的变化，同时也有时间的变化，两者同样重要。这对学习和运用中医，理解阴阳具有重要意义。另外，数字中医运用现代科学，为中医研究和发展提出了新的方法和思路。

（二）"经络"与"穴位"的来历

我们可以用历史科学的观点分析与考证"经络"与"穴位"的来历，它并不是出于哪年哪月何人之手，而是在远古年代里，古老的人们在日常生活中，通过巧遇和长期的经验而积累起来的。

在自然界中只要有生命的存在，就会有疾病的发生，但也经常会有一些巧遇，这些巧遇对疾病产生影响，日子长了，聪明的人们将疾病在巧

遇中的有效刺激点重视起来。为了不使自己忘记，人们就将遇到的有效
"刺激点"与"治病点"用线条连接起来。在长期的巧遇中，"刺激点"
与"治病点"也就多了，线条也跟着复杂起来，为了不混淆线条和"刺激
点"（穴位），就在每个线条上做出了不同的记号，并且写上各种名称。

就这样又不知历经多少年代，经过不断的修改，在没有解剖条件的
岁月里，就形成了用来治病的简单经验"刺点草图"。随着文化的发展与
意识的提高，在"阴阳学说"出现以后，人们发挥想象力，将治病的经
验"刺点草图"同自然现象结合起来，对基础"刺点草图"加以深化与装
饰，将相互连接的线条命名为"经络"，将刺激点命名为"穴位"，并分
清了经络、穴位与脏腑的相互联络内容和相互的影响关系等。

1. 经络的基本概念

经络是经脉和络脉的总称，是运行全身气血，联络脏腑肢节，沟通上
下内外，感应传导信息，调节体内各部分功能的一种特殊的通路系统，是
人体结构的重要组成部分。

"经络"一词首见于《灵枢·邪气脏腑病形》："经络之相贯，如环无端。"

（1）经
经是经络系统中纵行的干线，是主干，主要的通路。
《释名》曰："经，径也，常典也。如径路无所不通。"
《辞海》曰："纵线，南北为经。"

（2）络
络是经络系统中细密繁多、错综联络的分支。
《说文解字》里记载："络，絮也。"言其细密繁多。

2. 经络学说的起源与形成

（1）《黄帝内经》的问世，标志着经络学说的形成
《黄帝内经》系统地论述了十二经脉的循行部位、属络脏腑及十二经
脉发生病变时的证候，并记载了十二经别、别络、浮络、孙络、经筋、皮

部及奇经八脉等内容。

（2）经络学说形成的客观依据

① 经络发于四肢腧穴说

第一，经络是体表反应点和针刺传导感应现象的归纳。体表反应点是指机体某一内脏发生病变，有时在体表一定部位可触摸到压痛点或出现其他特殊变化，如皮下硬结，皮肤颜色发生改变等。这种现象称为"反应点"。传导感应现象是指当针刺体表某一部位时，机体产生一种酸胀麻重的感觉，并且这种感觉会沿着一定的方向放射。这种现象称为"针刺感传"现象，古代称"得气"和"行气"。现代研究称之为"经络现象"。

第二，经络是穴位疗效规律性的总结。"穴位"的发现与针灸治疗有密切关系，古人在长期的生活和医疗实践中逐步发现，主治范围基本相同的穴位往往有规律地排列在一条线上。这就由"点"的认识发展到"线"的概念，从局部到整体，是古代经络概念形成的重要起点。人们逐渐在"线"上又发现许多新的"点"，同时这些"点"与"线"又与不同内脏的生理和病理变化密切相关，成了给"线"命名的基础。医疗实践使人们对经络的认识不断深化。通过由"点"连"线"，"线"上又布新"点"的归纳和总结，形成了经络学说。

② 先经络后腧穴说

此学说认为，先发现经络，后发现穴位。长沙马王堆三号汉基出土的帛分《足臂十一脉灸经》和《阴阳十一脉灸经》是最早记载经脉学说的古代文献，是《灵枢经》的祖本，但记述的经脉不如《黄帝内经》完整规律，因其没有穴位记载，故认为先经络后腧穴。

3. 经脉与络脉的区别与联系

（1）经脉与络脉的区别
经脉与络脉的区别详见表5。

表5 经脉与络脉的区别

	经 脉	络 脉
位置	深而不见	浅而常见
形态	粗大	细小
循行	直行（除带脉）	纵横交错
数量	主干较少	分支较多
	十二正经、奇经八脉	十五别络、浮络、孙络

（2）经脉与络脉的联系

经与络相互贯穿、交叉穿插，共同构成人体的经络系统，完成体内气血的运行，起联络沟通的作用，将五脏六腑、四肢百骸、五官九窍、皮肉筋脉联结成一个有机整体，两者密不可分，故常合称经络。

（三）经络腧穴理论

经络腧穴理论，是古人在长期的医疗实践中逐步总结形成的，是中医学整体观的结构基础，贯穿于中医学的生理、病理、诊断和治疗等各个方面，几千年以来一直指导着中医各科的临床实践与养生。

1. 腧穴的概念

腧穴是人体经络之气输注于体表的特殊部位，也是针灸推拿以及其他外治法施术的部位。

腧穴又称为穴位。十二经脉每条经脉在人体都有特定的腧穴，腧穴的作用从古至今一直视为神秘莫测。大家从金庸的武侠小说中多少都有所了解，江湖传说很厉害的武功，如六脉神剑、九阴真经、九阳神功、隔空点穴等，将腧穴的作用近乎神化。其实经脉、腧穴都是疾病与人身体的传导器。因为中国的气功、武术、太极拳等都与经穴有关，而文学作品有夸张的成分，让经络和腧穴变成了很玄的东西。但是不得不承认，经络的畅通无阻是人体健康的前提。

2. 腧穴的作用

（1）腧穴的诊断作用

人体有病时，就会在腧穴上有所反应，这可作为针灸临床诊断的依据。如胃肠疾患的人常在足三里、地机等穴出现过敏压痛，有时可在5～8胸椎附近触到软性异物；肺有疾患者，常在肺俞、中府等穴有压痛、过敏及皮下结节。因此，临床上常用指压背俞穴、募穴、郄穴、原穴的方法，察其腧穴的压痛、过敏、肿胀、硬结、凉、热，以及局部肌肉的隆起，凹陷坚实虚软程度，皮肤的色泽、瘀点、丘疹、脱屑等来协助诊断。

近来，利用腧穴协助诊断方面又有新的发展，如耳郭中耳穴的测定，对原穴用导电量的测定，对十二井穴用知热感度的测定等。通过仪器对这些腧穴的测定，可以在一定程度上反应经络、脏腑、组织器官的病变，为协助诊断增添了新的依据。

（2）腧穴的治疗作用

可分为近治作用、远治作用和特殊作用。

① 近治作用是一切腧穴主治作用所具有的共同特点。这些腧穴均能治疗该穴所在部位及邻近组织、器官的病症。如眼区的睛明、承泣、四白、瞳子髎，均能治疗眼病；耳区的听宫、听会、耳门、翳风诸穴，皆能治疗耳病；胃部的中脘、建里、梁门诸穴，皆能治疗胃病等。

② 远治作用是十四经腧穴主治作用的基本规律。在十四经腧穴中，尤其是十二经脉在四肢肘、膝关节以下的腧穴，则不仅能治疗局部病症，而且还可以治疗本经循行所及远隔部位的脏腑、组织、器官的病症，有的甚至具有影响全身的作用。例如：合谷穴不仅能治疗手腕部病症，而且还能治疗颈部和头面部病症，同时还能治疗外感病的发热；足三里穴不仅能治疗下肢病症，而且对调整消化系统的功能，甚至对人体防卫、免疫反应方面都具有很大的作用。

③ 特殊作用是经临床实践证明，针刺某些腧穴会对机体的不同状态引起双向良性调整作用。例如：泄泻时，针刺天枢穴能止泻；便秘时，针刺

天枢穴又能通便。此外，腧穴的治疗作用还具有相对的特异性，如大椎退热、至阴矫正胎位等，均是其特殊的治疗作用。

3. 腧穴的分类

人体的腧穴大体上可归纳为十四经穴、奇穴、阿是穴三类。

（1）十四经穴

十四经穴是指具有固定的名称和位置，且归属于十二经和任脉、督脉的腧穴。这类腧穴具有主治本经和所属脏腑病证的共同作用，因此，归纳于十四经脉系统中，简称"经穴"。十四经穴共有361个，是腧穴的主要部分。

（2）奇穴

奇穴是指既有一定的名称，又有明确的位置，但尚未归入或不便归入十四经系统的腧穴。这类腧穴的主治范围比较单纯，多数对某些病证有特殊疗效，因而未归入十四经系统，故又称"经外奇穴"。历代对奇穴记载不一。目前，国家技术监督局批准发布的《经穴部位》，对48个奇穴的部位确定了统一的定位标准。

（3）阿是穴

阿是穴是指既无固定名称，亦无固定位置，而是以压痛点或其他反应点作为针灸施术部位的一类腧穴。又称"天应穴""不定穴""压痛点"等。唐朝孙思邈《备急千金要方》载："有阿是之法，言人有病痛，即令捏其上，若里当其处，不问孔穴，即得便快成痛处，即云阿是，灸刺皆验，故曰阿是穴也。"阿是穴无一定数目。

4. 腧穴的定位方法

腧穴的定位方法包括以下四种。

（1）体表标志定位法

体表标志定位法是指以体表解剖学的各种体表标志为依据来确定腧穴

位置的方法。体表解剖标志，可分为固定标志和活动标志两种。固定标志是指不受人体活动的影响而固定不移的标志，如人体的毛发、指甲、五官、乳头、肚脐，以及各部位由骨骼和肌肉形成的凹陷和隆起，例如眉头定攒竹，脐中旁开2寸定天枢，两眉之间定印堂等；活动标志就是利用关节、肌肉、皮肤随活动而出现的凹陷、突起或皱纹等作为取穴标志的一种方法，例如，张口在耳屏前凹陷处取听宫，屈肘在肘横纹桡侧端凹陷处取曲池等。

（2）骨度分寸定位法

骨度分寸定位法是指以体表骨节为主要标志，折量全身各部的长度和宽度，定出分寸，作为腧穴定位的方法。如前发际正中至后发际正中12寸，肘横纹至腕横纹12寸，胸剑联合中点至脐中8寸，脐中至耻骨联合上缘5寸等。

（3）指寸定位法

指寸定位法是指依据患者本人手指所规定的分寸以量取腧穴的方法。

① 中指同身寸：以患者中指中节桡侧两端横纹头之间的距离作为1寸。

② 拇指同身寸：以患者拇指的指间关节的宽度作为1寸。

③ 横指同身寸（一夫法）：让患者将示指、中指、无名指和小指并拢，以中指中节横纹为准，其四指的宽度作为3寸。

（4）简便取穴法

简便取穴法是指应用一种简便易行的定位方法取穴，这些方法都是在长期的临床实践中总结出来的。如两虎口平直交叉，示指尖下取列缺；两耳尖直上连线与头部正中线之交点处取百会等。

理解了这些，才能进行临床腧穴的定位。

5. 特定穴的意义和特点

十四经穴中，有一部分腧穴被称之为"特定穴"，它们除具有经穴的共同主治特点外，还有其特殊的性能和治疗作用。特定穴是针灸临床最常用的经穴，掌握特定穴的有关知识，对针灸临床选穴具有重要的指导意义。

（1）特定穴的意义

十四经穴中具有特殊性能和治疗作用，并有特定称号的经穴，称为特定穴。根据其不同的分布特点、含义和治疗作用，将特定穴分为"五输穴""原穴""络穴""郄穴""下合穴""背俞穴""募穴""八会穴""八脉交会穴"和"交会穴"等10类。

（2）特定穴的分类和特点

① 五输穴

十二经脉中的每一经脉分布在肘、膝关节以下的5个特定腧穴，即"井、荥、输、经、合"穴，称为"五输穴"，简称"五输"。古人把十二经脉气血在经脉中的运行比作自然界之水流，认为具有由小到大、由浅入深的特点，并将"井、荥、输、经、合"5个名称分别冠之于5个特定穴，即组成了五输穴。五输穴从四肢末端向肘膝方向依次排列。"井"，意为谷井，喻山谷之泉，是水之源头。井穴分布在指或趾末端，其经气初出。"荥"，意为小水，喻刚出的泉水微流。荥穴分布于掌指或跖趾关节之前，为经气开始流动。"输"，有输注之意，喻水流由小到大，由浅渐深。输穴分布于掌指或跖趾关节之后，其经气渐盛。"经"，意为水流宽大通畅。经穴多位于腕、踝关节以上之前臂、胫部，其经气盛大流行。"合"，有汇合之意，喻江河之水汇合入海。合穴位于肘膝关节附近，其经气充盛且入合于脏腑。《灵枢·九针十二原》指出："所出为井，所溜为荥，所注为输，所行为经，所入为合。"这是对五输穴经气流注特点的概括。五输穴与五行相配，故又有"五行输"之称。

② 原穴、络穴

十二脏腑原气输注、经过和留止于十二经脉的部位，称为原穴，又称"十二原"。"原"含本原、原气之意，是人体生命活动的原动力，为十二经之根本。十二原穴多分布于腕踝关节附近。阴经之原穴与五输穴中的输穴同穴名，同部位，实为一穴，即所谓"阴经以输为原"，"阴经之输并于原"。阳经之原穴位于五输穴中的输穴之后，即另置一原。

十五络脉从经脉分出处各有一腧穴，称之为络穴，又称"十五络穴"。"络"有联络、散布之意。十二经脉各有一络脉分出，故各有一络穴。十二经脉的络穴位于四肢肘膝关节以下，任脉络穴鸠尾位于上腹部，督脉络穴长强位于尾骶部，脾之大络大包穴位于胸胁部。

③ 郄穴

十二经脉和奇经八脉中的阴跷、阳跷、阴维、阳维脉之经气深聚的部位，称为"郄穴"。"郄"有空隙之意。郄穴共有16个，除胃经的梁丘之外，都分布于四肢肘膝关节以下。

④ 背俞穴、募穴

脏腑之气输注于背腰部的腧穴，称为"背俞穴"，又称为"俞穴"。"俞"有转输、输注之意。六脏六腑各有一背俞穴，共12个。俞穴均位于背腰部足太阳膀胱经第一侧线上，大体依脏腑位置的高低而上下排列，并分别冠以脏腑之名。

脏腑之气汇聚于胸腹部的腧穴，称为"募穴"，又称为"腹募穴"。"募"有聚集、汇合之意。六脏六腑各有一募穴，共12个。募穴均位于胸腹部有关经脉上，其位置与相关脏腑所处部位相近。

⑤ 下合穴

六脏之气下合于足三阳经的腧穴，称为"下合穴"，又称"六腑下合穴"。下合穴共有6个，其中胃、胆、膀胱的下合穴位于本经，大肠、小肠的下合穴同位于胃经，三焦的下合穴位于膀胱经。

⑥ 八会穴

八会穴指脏、腑、气、血、筋、脉、骨、髓等精气聚会的8个腧穴，称为"八会穴"。八会穴分散在躯干部和四肢部，其中脏、腑、气、血、骨之会穴位于躯干部，筋、脉、髓之会穴位于四肢部。

⑦ 八脉交会穴

十二经脉与奇经八脉相通的8个腧穴，称为"八脉交会穴"，又称"交经八穴"。八脉交会穴均位于腕踝部的上下。

⑧ 交会穴

两经或数经相交会的腧穴，称为"交会穴"。交会穴多分布于头面、躯干部。

（四）数字化定位穴位、经络与数字针灸学

当今世界医学对中医最有争议的问题就是人体经络和穴位存在与否的问题，它是长期困扰人们的一个实质性问题，也是阻碍中医发展的根本问题。到目前为止，没有一种关于经络的理论或学说能说服世人。经过20多年的探索研究，参考前辈探寻的结果和方法，借助当今的数字化理念，本书认为两性生殖细胞结合形成受精卵，雌原核和雄原核结合，染色体恢复23对。受精卵继承了父（阳）母（阴）双方染色体，因而具有强大的生命力。受精的过程是一个动态过程，是新生命的开始，随即按照宇宙天体自然规律，遵循数的原理运行，遵循阴阳平衡理论而运行。而后胚胎发育，出生后成长发育。人的一生全过程都是如此。西医能够跟得上时代的步伐、科技的发展，广泛运用数字技术，中医也同样能够做到。

1. 数字化定位人体穴位

数字技术的核心内容是把一系列连续的信息数字化，或者说是不连续化，它具有以下特点：

（1）一般都采用二进制，凡元件具有两个稳定状态都可用来表示二进位。

（2）抗干扰能力强，精度高。

（3）数字信号便于长期存贮，使大量可贵的信息资源得以保存。

（4）通用性强。

本书认为，人体的穴位可用数字化定位，原因如下：

（1）人体的穴位具有阴、阳二重性。

（2）每个穴位属于一个脏或腑，对其进行某种刺激（如针灸）时，抗干扰能力强，调节精度高。

（3）对刺激信号能长期记忆和存贮。

（4）有些穴位通用性很强，针灸一个穴位能治疗很多脏腑的疾病。

2. 数字化定位人体经络

既然人体穴位能够通过数字化来准确定位，那人体的经络是否可以通过数字化定位呢？本书对天体运行规律与人体经络的相同性进行了探索。

宇宙中所有天体的运行轨迹大都是椭圆，椭圆有两个焦点。还有一部分天体的运行轨迹是抛物线、双曲线等。生物体是自然界的产物，无论是动物、植物和微生物，它们的种子和生殖细胞初期都是不太规则的圆形或者卵圆形，与我们赖以生存的地球相似。人体是自然界最复杂、最完整的生物体，也是自然界的产物，人体经络浓缩包含了宇宙间的所有运动规律，所以经络随生物体生命的存在而存在，随生物体生命的消失而消失。

本书认为，人体任、督二脉的经络轨迹就是椭圆。它们有两个焦点，一个是心脏，一个是生殖区（女性为卵巢，男性为睾丸发育时的位置），每个经络的运行是如环无端的。其他十二经的表里经的运行轨迹也是椭圆，它们的焦点分别是所属脏和腑。冲脉、阴跷脉、阳跷脉、阴维脉、阳维脉的运行轨迹是抛物线。因此，人体经络也可数字化。

3. 数字针灸学

既然人体穴位和经络都可数字化，那人体生病的过程，实质上是一个经络或几个经络运行轨迹发生偏移或偏差的结果，穴位实质上是某一经络与所属脏腑进行信息交换的场所（似现代信息交换台或站）。椭圆有两个焦点，即F（C，0）和F（−C，0），它的光学性质是由一个焦点射向椭圆上任一点的光波或声波，经该椭圆反射后，会经过另一焦点。由此，本书可以从黄金椭圆的光学性质解释，为什么针灸体表经上的穴位能够治疗里经上的疾病这一原理，反之亦然。

根据上述原理，本书对穴位和经络定义如下：

（1）穴位

所谓穴位，是指能够在经络和脏腑之间产生、传导、接收信息，属于一个脏或腑在躯体上的一组细胞群。人体的基本组织分成四大类，上皮组织、结缔组织、肌肉组织和神经组织。这群细胞也隶属于这四种组织，可能是其中一种或几种，是脏腑经络气血输注出入的特殊部位。其主要功能是沿经络方向行走，接收、传递和产生信息，调整阴阳，输布气血等。在治疗中，不管是针刺还是艾灸，都是从皮肤开始，逐渐深入，途中可经过不同的组织。由于组织不同，神经末梢不同，感受器不同，通过神经传导通路传到大脑皮质感觉中枢，因而会产生不同针感，中医称"得气"。根据病情，医师采用针刺的不同手法，使患者产生不同的针感，调解阴阳、虚实、寒热、补泻等，以达到治疗目的。

凡是针感强烈，犹如触电，说明已经针刺到较为粗大的神经干。以往一些医师常常认为这是治疗效果最好的手法，但是本书认为不宜多用，不宜反复捻转提拉穿插，不宜加大刺激。因为神经由神经纤维所构成，神经纤维只有在显微镜下才能观察到，一针下去不知会损伤多少条神经纤维，次数越多损伤越大，损伤轻者神经纤维再生修复困难，重者神经元凋亡，还会出现跨神经元溃变或凋亡，而且神经元不能分裂再生。

（2）经络

所谓经络，是指隶属于某一脏或腑的穴位，按照一定规律运行和交换信息的轨迹，是随生命体的存在而存在，随生命体的消失而消失的一种场物质，是运行全身气血，联络脏腑形体官窍，沟通上下内外，感应传导信息的通道。经络像道路、河流，像航空线、电磁场，像卫星轨道，又像电路。总之，像一切路径。针灸是按照一定规律调节经络，能够达到强身健体、祛病治病的目的。反之，不正确、不规律地调节它则有害身体健康。

由此得出，所有经络和穴位都遵循阴阳变化的总纲，按数的规律运化，符合万有引力规律和质量守恒定律等。如伽利略所说，"数学是上帝的语言"。

（五）针灸治病机制初探

对针灸作用机制的探讨，可从古代的中医学说角度进行，也可从现代科学的角度进行。前者是针灸起源的本来，后者则是对针灸的学理补充和发展。对于前者，人们已经进行了很长历史时期的探索，研究结果已经很丰富。本书拟从后者，对针灸的作用机制做一些考察，希望能对理解针灸的作用有所裨益。

针灸主要是扎针和艾灸的治疗方法，还包括以针灸为核心而衍生出来的按摩、刮痧、火罐等方法，现代还发展出了电针、火针、磁疗和其他五花八门的体表热疗的方法。古代有砭石疗法，这种疗法在现代也有复活，或直接加热石块做热疗，或辅以电器作热摩。虽然扎针和艾灸具有独特的优越性，但是抛开各种器具不说，针灸在本质上就是以任何方法给予体表或皮下组织，乃至骨的特定部位以合适刺激，以疗疾或保健。针灸作为一种治疗方法，是激发、启动乃至增强身体内在的自我恢复程序的过程，是一个客观的过程。

针灸过程对简单疾病和新发病而言治疗效果可能是一个直线上升的过程，但对大部分疾病和身体不适而言，则是一个螺旋式上升的过程。针灸治疗何以能激发、启动乃至增强人身对特定疾病的特定自我修复程序？针灸治病的实质是穴位经过针灸和相应的补泄手法，迅速产生相应的信息、肽的物质、生物电和改善局部的血液循环，从而改善病损组织和器官的缺氧症状，达到治疗效果。

1. 针灸穴位产生相应信息、指令

前面已经讲过，穴位实质上是某一经络与所属脏腑进行信息交换的场所，是指能够在经络和脏腑之间产生、传导、接收信息，属于一个脏或腑在躯体上的一组细胞群。当细胞、组织受到针刺等理化因素时，细胞和组织，特别是细胞膜等就会产生和接收信息，这种信息再以生物电为载体

迅速传导，以气血运行的方式到达大脑中枢，经大脑中枢综合处理后以指令的方式，也同样以气血运行的方式沿经络到达相应的穴位和经络等，再按照相应的指令信息使病损周围相应的细胞和组织产生相应的肽的物质。生物学中有一种细胞转分化现象，其实也是针灸治病的生理学原理之一。转分化是一种类型的细胞或组织在某些理化因素作用下转变为另一种正常细胞或组织的现象。当穴位受到针灸和相应的补泄手法后，就会迅速产生相应的信息。这种信息经大脑中枢迅速处理后产生相应的指令信息，再以生物电为载体，以气血运行的方式，到达相应的病损组织与器官周围的细胞群和组织，使原来不具备产生肽物质功能的细胞在这种指令信息的作用下，迅速具备产生肽物质的功能，达到修复病损组织和器官的功能，让机体恢复健康的目的。这种细胞类型转化对生物体具有修复损伤或加重病变的双重生物学意义，机体通过细胞或组织转化来代替或修复受损组织和功能，但若损害因素的长期存在使得分化后的细胞过度分泌炎症因子和细胞外基质，则会引起组织的过度增生、纤维化、钙化及肿瘤形成。根据病症辨证后取穴，施用相应的补泻手法，就会产生相应的信息。这种信息在生物电的传导下，到达相应的细胞群。这群细胞在相应信息的指导下产生相应的肽的物质，所产生相应的肽的物质在某些信息转变成指令后，以生物电为载体，以气血的方式沿经络运行到相应位置。如果辨证正确，取穴合理，施针得当，所产生相应的肽的物质就会迅速修复病变的脏腑；反之，则对身体可能有害。所以产生正确的信息和指令非常重要，也是使机体恢复健康的关键所在。

2. 针灸穴位产生肽

肽是一种有机化合物，由氨基酸脱水而成，含有羧基和氨基，是一种两性化合物，亦称"胜"。胜肽是属于降解的小分子胶原蛋白，含氨基酸基团，属于原料类产品。胜肽也是人体中原本就存在的成分，是一种氨基酸形成的链状结构。我们所熟悉的蛋白质，就是一种多胜肽链。因氨基酸的组分和顺序各不相同而组成不同的肽。由两个氨基酸以肽键相连的化合物称为"二肽"。以此类推，由9个氨基酸组成的化合物称为"九肽"，由多个氨基酸（一般为50个，也有称100个的）组成的肽则称为"多肽"，组成多肽的氨基酸单元称为"氨基酸残基"。肽键将氨基酸与氨基酸头尾相连。

针刺时会产生酸、麻、胀、痛等针感，针感会转变为信息传输到大脑。到大脑后，这些信息经综合分析等处理后转变为输出指令，让全身各相关器官和组织产生针对针刺处特异性损伤的修复因子，以利于损伤的修复，这是神经调节的一种。同时体液调节也在进行：因针刺而致的渗入针刺局部的血液中的白细胞和淋巴液则可能转变为信使。这就是说，如果针刺组织正处在某种炎症过程之中，或处在某种与周围正常组织不一致的状态，针刺所渗出的白细胞和淋巴液就会各因其本性而参与到炎症过程之中，或参与到纠正非正常组织向正常组织的转化过程之中。在这个过程中，参与反应的白细胞的产物本身就会刺激身体里同种白细胞增殖，而淋巴液则随组织液一起被回流；由于针刺增加了针刺处炎症组织，或非正常组织与周围正常组织的通透性，因而也就增加了炎症组织或非正常组织处组织液经淋巴管回流的可能性。这些组织液一经淋巴管回流，就会在淋巴结里被淋巴细胞处理而激发抗原抗体过程，刺激信号针对针刺组织的淋巴细胞因而特异性抗体一起增殖。

在这一过程中，针刺的穴位部位产生了肽。这种肽可以抑制细胞的变性、激活细胞的活性、清除对人体有害的自由基、给细胞提供充足的营养，使那些因缺乏营养而干瘪的、处于休眠状态的细胞恢复活力。还可以制造新的组织替代坏死的组织，修复损伤的细胞，并把那些衰老的、坏死的细胞从体内通过代谢清除出去，更新成有活力的细胞。同时还可以促进细胞分裂，从而促进人体的新陈代谢，保证机体各器官功能正常，调解机体的免疫功能，一方面可以抵御细菌、病毒的侵袭，另一方面能阻止侵入机体的细菌繁殖、抵制病毒复制，或者把它吞噬或杀死，从而保证人体健康。

所以，针灸其实就是为了在病灶部位产生肽，让肽充当人体这部机器的"卫士"和"高级维修工"，增强人体免疫力，预防疾病和抗病，而且产生的肽对人体具有极强的修复功能，身体哪里出了毛病，它就会主动去"维修"。由于产生了肽，人体这部机器各部件才能完好无损，正常运转，人们能够保持健康，远离疾病侵扰。

3. 针灸穴位产生生物电

在人体各组织细胞及整个身体一系列生理生化过程中，广泛存在着电子、离子的传递迁移——生物电流现象。身体各组织器官在新陈代谢过程中，广泛产生了生物电，如心电、脑电、肌电等，并产生了不同的电压，如心电压为 - 90mV（毫伏特）、脑电压为 - 60mV。由于人体是一个导体，生物电的定向流动就像河流一样，形成了首尾相接、遍布全身的经络系统。全身形成十二条大经络，通过别络、孙络、浮络联络身体的脏、腑、骨骼、肌肉、皮肤，把全身每一处都有机地联系起来了，使之成为一个整体。机体处于疾病状态时，生物电流就出现紊乱，使相关部位电阻值改变。电阻值、电位的改变直接影响局部组织细胞电的活动，进而影响局部组织细胞新陈代谢。电兴奋越强的细胞受影响越大，相反受影响越小。其次序依次是神经系统、运动系统、内分泌系统、循环系统、生殖系统。在经络系统局部生物电断流或电流受阻，而未发生器质性病变时，我们称之为亚健康状态。

针灸时，进针处的组织间隙因针身的挤入而发生改变，或者间隙增大，或者因针身进入静脉血管而使少量血液渗入局部组织间隙（**进针时要求避开动脉血管**），或者因针身进入淋巴管而致少量淋巴液渗入局部组织间隙，以及被穿过的细胞的内容物也渗入到组织间隙，可统称之为轻微损伤。针尖在进入人体的过程中触及各种神经末梢感受器或神经干的髓鞘而使人产生酸、麻、胀、痛等各种感觉，这实际上称之为针感或得气。轻微损伤和针感都会附带产生体内的生物电流而成为一种信息传入大脑而被贮存，而渗入组织间隙的细胞内容物、血液中的白细胞和淋巴液中的一些成分则可能转化成为"信使"而将信息带到各自的信息处理中心。

疾病状态时，生物电的紊乱会影响局部组织细胞新陈代谢，病变局部出现松弛、凹陷、结节、条索等阳性反应，还出现相应穴位皮肤颜色的变化。上述体表的变化为中医望诊提供了依据，有经验的医生通过观察患者局部的形状、颜色变化就可以诊断疾病。这就是中医望诊、舌诊、耳诊的原理。

4. 针灸穴位改变局部或全身的血液循环

针灸穴位时，可以改变局部或全身的血液循环，产生自身免疫反应。自身免疫反应的实质在于，当人体某一部位受到损伤或发展成为病灶时，这一部位的组织和细胞就会出现异常状态。这种异常状态会引起特定的病灶抗原产生，特定的抗原通过神经体液调节产生特定的抗体，这些特定的抗体攻击特定的损伤处或病灶而实现损伤或病灶的自我修复。由于体液的循环，上述特定抗体会毫无例外地攻击全身别处的那些与损伤组织或病灶组织在胚胎发育上相似的组织，从而产生交叉免疫反应。

同时，在针灸过程中，也会出现这样一种效应，针刺一个穴位病灶立即消失，患者似乎感到一股气流经过病灶，气流或温或凉或难以名状，但其特点就是患者感到舒适之至，然后病痛忽然消失。这就是所谓的气血沿经络运行的现象，目的是使机体达到阴阳的动态平衡。这种现象在针灸临床中经常出现，是针灸医师追求的最理想的治疗状态。其典型的例子是有人针刺合谷穴，立即使脱位的下颌关节自动复位，其他如针刺委中穴会使患者的腰痛即时消失。

假设相关疾病的治疗穴位点的相关组织液处于一种离子正负电荷不平衡的状态，则针灸作为一种导体，在其插入相关穴位点下的组织液体之中的一刹那，就将这种正负电荷不平衡恢复到了平衡，因而与之相关的疾病感受也就随即消失了。这种效应就其出现的时间上看，是针刺的即时反应，但从逻辑上看，它是免疫交叉反应的结果。

因而，针灸治病的实质就是针灸穴位接收、传导及产生信息，在信息等综合因素的作用下产生了肽和生物电，并改善局部和全身的血液循环，使不平衡的病态机体重新回到阴阳的动态平衡。但要想治好病，针灸时必须对病症辨证取穴，采用正确的补泻手法和灸法，才能产生正确的信息和机体必需的肽及适量的生物电，而达到抗病毒、抗菌、抗肿瘤等作用，并修复病变的细胞、组织和器官，起到治病康复和健康的效果。例如，当你疼痛时，针刺相应的穴位就会产生吗啡样肽，从而产生镇痛作用。当你胃肠有病时，通过针刺中脘、内关、足三里、公孙等穴位，就会产生修复胃肠疾病的能量，而生物电起到传递信息的载体和细胞、组织及系统内外输送能量的保障作用等。由于针刺穴位和施以相应的补泻手法，穴位局部因受到相应刺激，局部穴位所在的经络沿线血液循环会相应加强，补充相应的气血和营养，为产生肽物质提供相应的物质基础。但如果辨证有误，或取穴不正确，或针刺手法不正确就会产生不好的物质，可能反而对身体有害，所以这对医生看病治疗提出了更高、更严格的要求。

（六）针灸的不良反应及改进方法

接受过针灸治疗的人都知道，它操作简便，效果较为肯定。年龄稍大一点的人肯定熟悉"文革"时期的电影《红雨》，"一根银针治百病"的中医理念。现代人熟悉针灸是绿色环保、毒副作用较小的一种治疗方法，更熟悉针灸虽价廉且有时在治疗疑难疾病时有立竿见影的功效，但也知道针灸有可能传播肝炎、艾滋病或治疗过程中发生晕针、断针、滞针，或刺中重要脏器而导致医疗事故发生或其他严重后果等。

为了避免上述不良反应的发生，医务工作者和技术人员曾设想和实验了很多方法来避免。例如，为避免传播肝炎、艾滋病，采用取穴部分严格常规消毒和使用一次性针灸针；为避免断针，以现代弹性和韧性都十分好的不锈钢针取代银质针或材料不太好的针；为避免刺破重要器官，通过严格的考核选拔和培训、师带徒等正规教学。并结合学习西医解剖学知识，以及施针时尽量取患者平卧位，不在患者大饥、大渴、劳累、疲惫时进行针灸治疗等。尽管如此，针灸过程中仍然还存在着一些不为人知的不良反应及隐患。

当今全球针灸热再度兴起，这固然是件特大好事，值得欣喜。同时笔者认为，作为针灸的临床医生对针灸的不良反应及病例作论述，有其必要性和适时性。

针灸的不良反应之一是过敏问题。有相当一部分患者因为对某些金属过敏，接受针灸后针刺部位会出现0.5cm×1cm大小的红肿，类似感染的症状，有时会十分明显。笔者在长期的针灸临床工作中遇到过至少40

例患者，临床表现为局部红肿，肿块类似炎症反应，患者痒痛，针灸部位的周边浸润，常会引起医患矛盾或不愉快。起初笔者以为可能是操作时消毒不太严格，或因手操作时污染了针体所致。经过长期的理论研究和临床实验，笔者发明了针灸毫针夹持进针器，并申请了专利，专利号为ZL200520011932.2和ZL200620006248.X。用毫针夹持进针器进行针灸（完全符合现代无菌操作规程）后，这类患者依然是针刺部位红肿，过敏现象并未消除，有的还奇痒无比，这使笔者很是不解和疑惑。后经询问患者病史发现有金属过敏史，疑惑顿解。现在笔者对此类患者均采用快针（即不留针）治疗，效果较好，大部分患者满意。针对少部分患者采用快针治疗仍有过敏症状的情况，笔者还采用纯银质针治疗，避免了过敏现象的发生。此问题有待进一步探讨。

针灸的不良反应之二是传统针灸进针手法及针刺过程中无菌操作不规范或不严格，传染疾病的隐患极大。传统的针灸进针方法，虽然简便易行，流传至今，为众多针灸师们所谙知，但笔者认为不科学之处显而易见。它们均悖于无菌操作，传统进针方法中前4种使用长30cm以上的毫针进针时，操作者的押手、刺手虽然消毒了，但很难达到无菌操作的要求，特别是操作者直接用手指夹持或碰或挟针体，必然会造成针体不同程度的污染，有造成患者医源性感染的可能。而针筒进针法，在无菌操作方面，虽然优于前几种，但进针透皮时不如前4种易操作，再者毫针长短不一，针筒的长短相应变化比较困难，特别是斜针或平刺更是不便。另外，西方医者及患者虽然认同中国针灸的临床疗效，但由于质疑中国针灸的无菌操作，致使其成为走向世界的一大障碍。试想一下，我国为什么是乙肝大国，这与新中国成立前和"文革"期间我们的前辈采用和接受针灸治疗不消毒很可能有直接的关系。特别是一根针刚从一个患者身上拔出，又马上扎到另一个患者的身上，这是十分可怕的。这一点虽然没有得到证实，但值得深思。另外，科学发展到今天，针灸仍采用传统的进针手法，也值得我们反思和探讨。

针灸毫针夹持进针器的发明，解决了针灸在治疗过程中容易交叉感染和医源性污染的实际问题，攻克了当今针灸难以走向世界的一个技术障碍。用毫针夹持进针器针灸，可将复杂的消毒进针过程简洁化，使进针过程更加规范化，能很好地采用无菌操作技术，减少医源性感染；符合针灸"简、便、廉、验"的特点，操作方便各种体位进针自如，绝不影响操作者实施各种手法，且消毒简单方便；它具有易学、易懂、易操作、易推广等特点，为中医针灸走向世界起到促进作用。

使用毫针夹持进针器针灸，绝不会影响操作者进行补泻等各种手法的操作和实施。无论是平刺、斜刺、横刺、直刺还是点刺等都可以进针自如，相信使用它会对针灸今后的发展起到抛砖引玉的作用。

10月15日是全球洗手日。上海复旦大学附属中山医院感染管理科主任胡必杰教授在2013年10月14日《健康报》上发表文章，指出不讲手卫生是院内感染的隐患，约有90%的医疗工作是由医务人员的手完成的。由于接触各种患者，手部皮肤上存在着较多细菌，医护人员不洗手很容易造成患者在医疗活动中的交叉感染。医护人员不卫生的手作为传播媒介，可能会将病原体或者致病菌从一个患者传播到另一个患者身上。由此看来，无菌操作技术是多么重要，但在医疗活动中，特别是在针灸过程中，医务人员难以做到治疗一人洗一次手。再者，每个患者身上携带的病原体是各不相同的，很可能会通过针灸医生的手而引起医源性感染，这一点十分可怕。尽管现在针灸治疗过程中，也有比较严格的操作规范，目前很多医生也采用一次性针灸针进行治疗，但传统的进针手法，如指切进针法、夹持进针法、舒张进针法、提捏进针法以及管筒进针法等，都很难真正达到无菌操作的要求。事实上，医者操作的双手有意或无意碰触针体，都已经或可能污染了针体。如果医者的手有致病菌群或病毒，它们将会随污染的针体传染给患者，可能会造成医源性感染。这显然是阻碍中医针灸走向世界的一个重要原因。请思考一下，在现代化程度如此高的今天，如果还沿用几千年前不太符合当代无菌操作的进针方法，中医针灸的发展肯定会受到一定的限制，特别是难以得到国际社会的认可。因为现代西医无论是在手术、穿刺、肌内注射、静脉注射、伤口缝合，还是在做窥镜检查等各个方面，都十分重视无菌操作。

由于解决了针灸无菌操作的难题，我在治疗过程中坚持使用针灸毫针夹持进针器，做到一人一具一消毒。经过上万例临床应用，无一例发生针刺部位的感染，已先后治疗了十余种几百例的疑难病例，尤其在治疗神经性皮炎、小儿支气管哮喘、神经性或血管性头痛、面瘫和湿疹、腰腿疼等方面，效果十分明显。对军事训练伤病的治疗，效果也令官兵满意。

例如，患者周某，男，51岁，医生，颈两侧部患神经性皮炎30余载；患者庞某某，男，45岁，高级工程师，颈后部患神经性皮炎28年。两例患者基本在北京各大医院诊治，疗效始终不佳，迁延不愈，奇痒无比，十分痛苦。经过笔者采取毫针夹持进针器的针灸治疗，局部围刺，根据病损部位巡行经络，再配几个穴位进行针刺，一日一次，仅10次彻底治愈，现患者已能食用辛辣食品，可以喝酒等，患者无任何不适，随访一年，都未复发。

综上所述，无论是患者对金属过敏，还是因为手污染针体，这种不良反应和隐患都应当高度重视。虽然在治疗时不可能出现像青霉素过敏那样可怕的情况和后果，也没有像"非典"那样传染迅速和凶猛，但后果却是十分可怕的。虽然针灸过程中的无菌操作不是针灸治疗的中心和重要环节，却影响治疗结果。所以，针灸的两点不良反应应当引起医务工作者的高度重视。

二、用针灸进行辨证医治

（一）辨证诊断病例

1. 被误诊为肩周炎的肺癌诊断

一位平素体健的68岁退休女教师，于2008年7月自感左侧肩周疼痛，渐加重，到大连的两家医院就诊，被诊断为肩关节周围炎，遂用周林频谱仪进行理疗，外敷伤湿祛痛关节膏等治疗。一周后，效果不著。同年8月，单位组织的体检中，患者除左侧肩关节周围炎外，余未见明显异常，建议口服芬必得和局部封闭治疗等，效果仍不佳，迁延未愈。后又自感双手拇指、示指、中指等逐渐变形，又到医院诊治。当地医院以类风湿关节炎治疗一个月余，病情未见改善，渐出现轻咳、无痰，一个月后渐加重，以夜间为甚。再到医院诊治，以普通感冒治疗，病情曾一度明显改善，未引起患者及医生的警惕。

后因左肩关节周围炎疼痛难忍，经人介绍于2009年4月20日来笔者处针灸治疗。当日因天气稍冷，患者又怕冷，手套等未摘，简单取其肩三针、曲池、外关和条口等穴位，利用毫针夹持进针器进行针刺治疗，采用平补平泻手法，留针20分钟的治疗方法。第二天，患者来针灸时，自述"好像有些缓解"。笔者仔细地查看患者的左上肢，发现患者手指关节变形，尤以手指头部粗大明显，询问其开始变形的时间，答约4个多月前，并逐渐加重。查右手亦如此。又听诊了肺部，未见明显异常。查完体后，笔者对患者说："今天先不给您针灸了，您今天或者明天必须去医院做一个肺部的加强CT检查。"见患者十分困惑，她走后，笔者马上给介绍人打电话，告诉他患者99%是肺癌，可能已到中晚期。次日，患者自己到医院找熟悉的医生要求做肺部加强CT检查，那位医生因了解患者平日的身体状况，只是给其做了一个普通的CT检查。2小时以后，患者拿着CT检查报告结果找到那位医生，医生惊讶地说："您的病都这样了，怎么现在才来就诊？"

由于患者很难接受这突如其来的结果，精神一度萎靡不振。为了寻找更好的治疗方法，举家来北京协和医院和肿瘤医院就诊。当某位专家得知发现癌症的经过，立即叫来他带的博士和硕士研究生，郑重其事地说："你们看看，一位最基层的医生，未凭任何医疗器械和先进的检查手段，仅凭经验，就敢肯定地诊断是肺癌，这一点是值得你们好好学习的。"

其实，患者的病情相当隐匿，主要表现为左肩部痛，经理疗、口服止痛药、外敷关节祛痛膏、拔罐等治疗，效果不显著。尤其在出现了杵状指以及轻咳等症状后，细心的医生应该很容易发现这些症状的临床价值。"杵状指"，是肺部疾病的较典型体征，主要特点为末端指（趾）节呈杵状膨大，指（趾）甲呈弧形隆起，膨大的部分早期有血管扩张和组织水肿，而晚期则出现组织增生，并常伴有发绀。这些症状又常见于发绀型先天性心脏病及肺气肿、肺心病、支气管扩张、肺癌等。

本例中，患者为老年女性，平素体健，出现"杵状指"，笔者最先诊断的就是肺癌。有资料显示，"杵状指"是肺癌最常见的骨骼末梢体征，有时合并肥大骨关节病。究其原因，笔者认为，由于患者平素体健，首发肩关节疼痛症状，干扰了患者求医的方向，也干扰了医生诊治的思路。患者属中心型肺癌，影像学的X线片不易发现，主要是因为肺病变部位和心脏、胸骨及大气管影像重合，一般的体检很难发现。杵状指出现的早期，患者本人就医时往往只挂骨科或普通外科，医生也往往首先考虑为关节炎或类风湿关节炎等。

在日常诊治中，医生们要具有高度警惕性，详细采集病史，注意以下10个方面：（1）40岁以上的患者，发现持续2周以上的刺激性咳嗽，治疗无效的；（2）原有慢性呼吸道疾病，近期出现咳嗽性质改变的；（3）单侧局限性哮鸣音，不因咳嗽改变的；（4）反复同一部位肺炎，特别是肺段肺炎的；（5）原因不明的肺脓肿，无异物吸入，也无中毒症状，抗生素治疗效果不明显的；（6）原因不明的关节疼痛及杵状指（趾）；（7）影像学发现局限性肺气肿、肺段或肺不张，相通支气管有可疑狭窄的；（8）孤立性圆形、类圆形病灶和单侧肺部阴影加深、增大的；（9）原有稳定性肺结核病灶，其他部位出现新病灶，抗结核治疗后，病灶范围扩大或形成空洞，痰结核菌阴性的；（10）不明原因的迁移性、栓塞性下肢静脉炎的。对以上症状高度重视，可使80%~90%的肺癌患者得到早期确诊，及早治疗，也可以使患者5年生存率大大提高。

2. 服棕铵合剂引发支气管哮喘病的诊断

患者：女，53岁，间断咳嗽3月，喘憋加重1月。患者3个月前出现咳嗽，无咳痰，无发热。曾到某大医院就诊，考虑为"哮喘"，查血白细胞12.3×10^9/L，中性粒细胞0.87，红细胞9.82×10^9/L，血红蛋白184g/L，血小板412×10^9/L。给予抗炎平喘治疗后症状稍好转。既往有高血压，但未曾规律服药治疗，否认糖尿病、冠心病病史，否认药物过敏史。近期无明显诱因咳嗽加重，患者服用医院开出的棕铵合剂，5分钟后突发喘憋，见症状凶险，其家属遂电话求助笔者门诊部就诊。查体：神志恍惚，张口呼吸，唇紫，双眼流泪，双肺呼吸音粗，可闻及满肺哮鸣音。心率86次/分，律齐，未闻及杂音。BP140/88mmHg。予沙丁胺醇气雾剂吸入后，紧急转送上级医院急诊治疗。查血白细胞$10.4 \times 10^9/L$，中性粒细胞0.79，红细胞$8.97 \times 10^9/L$，血红蛋白179g/L，血小板$406 \times 10^9/L$。急诊予甲泼尼龙、二羟丙茶碱、莫西沙星、氨溴索静脉输液治疗，症状好转后回家，但咳喘症状时常复发，患者自觉十分痛苦。遂到笔者门诊部进行针灸治疗，参照针灸治疗小儿支气管哮喘的成功经验，笔者取膻中、内关、神门、足三里、血海、三阴交等穴为患者针灸治疗后，患者自觉咳嗽、喘息症状日渐减轻。接受针灸治疗一个疗程后，患者未见复发，随访一年，患者自觉状况良好。

本例患者属中老年人，既往无哮喘病史，CT检查无慢性支气管炎、支气管扩张等表现，考虑此患者为过敏所致。支气管哮喘是一种常见的发作性肺部过敏性疾病，此患者以阵发性呼吸困难为特点，易发生于秋冬季，夏季缓解，任何年龄均可发作，但以12岁前开始发病较常见。现代病理学认为，支气管哮喘主要是对某些物质过敏及精神因素引起支气管平滑肌痉挛、黏膜充血水肿、黏液分泌增加，使大支气管腔狭窄而导致呼吸困难。

本病在中医临床多属于"哮"和"喘"的范畴。祖国医学认为，脾虚气衰、健行无权、饮食不化精微、仅为痰浊、痰浊阻肺、气道受阻，因而出现咳嗽多痰气促、痰气相搏、喉中有哮鸣音，肾阳虚则卫阳不固，所以汗出；肺主气，邪实气壅、肺之升降失常，故而不能平卧，喘息性呼吸；肺又为气之主，肾为气之根，肾虚则根本不固，吸入之气不能归纳于肾，就会出现呼多吸少和吸气困难；气为血帅，气行则血行，气虚则血滞，阳气不充，血痰继发，故口唇和指甲发绀、正气溃败、精气内伤，则有发生呼吸性酸中毒、代谢紊乱和阳气闭脱的可能。

根据上述辨证加以施治，宜取足三里、血海、三阴交等穴，佐以口服王氏保赤丸，以健脾补土，土生金，再配曲池、合谷，以调大肠之气，强固肺脏，针灸三阴交，以补肾虚。

哮喘是常见病、多发病，是困扰人类健康和严重影响生活质量的棘手病症之一，常因某些因素的刺激而发病，迁延不愈。而且一旦复发，不但患者非常痛苦，有时甚至会造成严重后果。笔者认为，在采取其他措施治疗无效或者治疗效果不理想的情况下，不妨采用针灸治疗的方法，可能会收到意想不到的效果。

3. 婴幼儿肠梗阻的诊断

男性患儿，4个月。足月顺产，混合喂养，产前及出生后多次经妇幼保健院检查未见异常，评价为发育良好。出生后婴儿食欲好、睡眠好。患儿家族中无肝炎、结核等传染病史，亦无明显遗传缺陷史。

2012年7月15日上午，该患儿家中有朋友带一个6个月大婴儿来做客，两小儿开心玩耍，挽扶婴儿腋下站立时，两人高兴得上蹿下跳，且家长还不停地逗弄孩子。下午客人走后不久，患儿开始不停地哭闹，家长认为是孩子想睡觉或饿了，就给予相应的安抚。但患儿稍安静后仍旧哭闹且烦躁不安。家长给予继续安抚时婴儿出现呕吐，呕吐物为肠内容物，呕吐后哭闹仍不止且出现面色苍白。此时家长给笔者打电话咨询，描述了患儿的种种表现，笔者听后立刻告诉家长这是急腹症，建议家长立即带患儿到医院就诊。

急诊儿科医生排除了肠炎、上呼吸道感染等疾病后，立即将患儿转到小儿外科。经X线、B超、抽血化验等检查后，医生确诊该患儿为"大网膜疝引起的绞窄性肠梗阻"。在医院治疗期间，患儿曾一度出现休克、昏迷症状，病情危急，遂住院准备手术，术前准备时又发现患儿贫血（*血红蛋白仅5.6g/L左右*）。经专家紧急会诊后，次日零点左右对患儿实施了小肠切除术。术中医生发现该患儿大网膜发育不良（*大网膜上有一个小洞*）。由于患儿过度嬉戏，导致小肠进入该洞后发生绞窄，无法自然还纳从而引发绞窄性肠梗阻。由于家长一般不会想到发生肠梗阻，未引起足够重视，手术时患儿小肠已坏死78cm，只能予以切除。但由于患儿体弱，不能耐受长时间的肠吻合手术，因此暂时不做一期缝合。半个月后患儿痊愈出院。

人体内某个脏器或组织离开其正常解剖部位，通过先天或后天形成的薄弱点、缺损或缝隙进入一部分，称为疝。疝多发于腹部，以腹外疝多见。而腹内疝则是由脏器或组织进入腹腔内的间隙中囊内而形成的，如网膜缝疝。婴幼儿大网膜发育不全属先天性疾病，在产前或出生后的各项体检中不易被查出。因此，家长应密切注意孩子的细微变化，尤其是婴幼儿。

"哭闹"是婴幼儿常见的一种表现。凡有相应的机体内源性刺激、外源性刺激或精神上的冲动都可引起哭闹，尤其在婴儿尚无语言表达能力时，"哭"就是婴儿表达要求的一种方式。"哭闹"大致可分为生理性和病理性两种：

(1) 生理性哭闹

生理性哭闹是一种本能性反应，多属于生理性的。常不表示机体有异常的改变。反而新生儿在重病时常有不哭、不吃等表现。饥饿、身体某处不舒服或受到强大的刺激均可引起婴儿哭闹。在经过详细的检查而未发现病理状态时，需考虑喂养不当、饥饿或护理问题。但有时可见在大便前哭闹，系因肠蠕动加剧所致。临床上有时遇到一些婴儿以夜啼为主诉，而日间一切正常，体格检查也未见异常。这种情况一般是白天生活、睡眠不规律或护理不当，或睡前游戏过度、兴奋紧张或夜间不能按时睡眠或衣被过厚等造成的。

(2) 病理性哭闹

病理性哭闹是指任何疾病，凡是能引起小儿身体不适或疼痛的都可能导致其出现哭闹不安。有时其他临床症状尚不明显，以哭闹为早期所见，包括以下三种：① 中枢神经系统疾病。新生儿中枢神经系统感染或颅内出血，常有音调高、发声急的脑性尖叫。这种尖叫通常提示患儿可能有中枢神经系统疾病，应做进一步检查。婴儿时期因骨缝未闭合，颅压增高的体征往往不明显。② 消化系统疾病及营养缺乏症。各种肠道感染或消化不良时，可由肠痉挛、腹痛而引起哭闹。如伴有脱水则哭声无力或嘶哑。急腹症如肠套叠可引起阵发性突然嚎叫不安，伴脸色苍白、出汗等症状。患有佝偻病及手足抽搐症的患儿常烦躁不安、易惊、好哭。营养不良的小儿常好哭且烦躁，哭声无力。③ 其他常见病。各种疾病引起高热时，小儿因个体差异而呈现不同反应。有些可能会精神萎靡或引起高热惊厥，有些则哭闹不安。患呼吸道感染时，鼻塞不适也会引起哭闹。新生儿应检查背部、臀部有无皮肤坏疽，婴儿应检查有无中耳炎及皮肤感染等。此外，蛲虫感染常为小儿夜间哭闹的原因之一。因婴儿哭闹一般不引起家长的注意，鉴于此病例的惨痛教训，望广大家长们在婴儿出生后，既要掌握科学喂哺知识，又要善于学习识别一些婴幼儿常见急症的相关知识，让孩子健康成长。

辨证论治起源于《黄帝内经》《伤寒论》，丰富、发展于明清，是中医学最基本的特点之一，是指导中医临床最根本的法则，其丰富的内容和思维方法，在当今中医诊疗中仍具有强大的生命力。针灸学是中医学的一部分，针灸临床遵循"辨证论治"法则才能取得临床疗效，才能彰显其生命力。但遗憾的是，相对于中药疗法的辨证论治体系，针灸辨证论治没有形成系统理论，在临床中也没有发挥其广泛的指导作用。而在针灸理论和临床中，在一定程度上也存在着套用中药疗法的内科辨证体系的现象，这不仅使针灸临床选穴施术失去正确依据，也导致针灸学科自身特色和优势淡化甚至缺失。《黄帝内经》云，"毒药治其内，针石治其外。"可见针灸疗法与中药疗法虽均是在中医理论指导下，但两者理论基础各异，治疗方法不同，作用途径不同，故辨证论治也应各有其独特之处，针灸疗法绝不能简单套用中药疗法的辨治规律。因此，从针灸学科理论基础和特色出发，挖掘针灸辨证论治规律，建立针灸临床的辨治模式，进而构建契合临床实际的针灸辨证论治体系，对传承和发展针灸理论、提高针灸临床疗效具有重要的科学意义，对针灸学的发展具有重要的理论和临床意义。

（二）针灸临床病例

近3年来，依据"数字针灸学"等有关原理，中医实现数字化和量化已初见成效，既可在临床治疗中做到"定量、定性、可重复"，又不失中医个性化治疗的特点。下面是笔者的一些临床病例及其治疗效果的数据：

对"神经性皮炎""湿疹""神经—血管性头痛"等疑难病症的治愈率达85%以上;对"椎间盘突出""肩周炎"等一般关节、软组织疼痛性疾病的治愈率较目前通用疗法有较大程度提高,主要表现为大大缩短治愈周期,疗效令患者满意。

对6例"脑瘫"患者采用每周1次或2次治疗,经3个月后,4例患者椎体外系症状明显好转,另外2例也有明显改善。

对342例"下腰痛"患者的针灸临床治疗统计,其中85例在接受1次或2次针灸治疗就痊愈;171例在接受10次左右针灸治疗治愈;73例在接受20～30次针灸治疗后明显好转;13例基本无效。

下面列举一些在本书理论指导下针灸治愈的比较经典的病例。

1. 易栓症

1965年,埃格伯格(Egeberg)在报道一个挪威家族的血栓形成倾向时使用了易栓症(Thrombophilia)一词,此后这一名词被广泛用于有血栓倾向的患者。易栓症不同于高凝状态和血栓前状态,是指患者存在易发生血栓的缺陷,这种缺陷可以是遗传的,也可继发于某种疾病呈获得性。前者主要的临床特点是有血栓家族史,反复的血栓形成,年轻时(45岁)发生血栓,轻微激惹即可发生血栓,患者存在难以治疗的血栓病;而获得性易栓症可见于肝病、肾病综合征及系统性红斑狼疮等。

2013年,有3个易栓症患者经人介绍找到了笔者,想请笔者通过针灸治疗来帮他们恢复。这3例易栓症患者属于家族遗传性的,两女一男,两女是亲姐妹,男患者是其中一位的儿子。年龄分别是62岁、60岁、30岁。62岁女患者和30岁男患者发病在右腿,病程分别是21年和11年,患肢肿胀明显,呈紫茄子皮颜色,内踝上分别有3cm×4cm大小的溃疡,男性患者还有多发性小溃烂,患肢体温明显高于健肢,明显跛行;60岁女患者只表现患肢疼痛、沉重等反复发作,迁延不愈。3例患者都多次到正规医院住院治疗,长期服用抗凝药、穿弹力袜等,但病情反复,严重影响工作和生活质量,62岁女患者甚至被医院诊断需截肢。

2013年3月28日,上述患者开始接受针灸治疗。笔者利用自创阴阳六行辨证施治法，以调气为重点，兼调脾经和三焦经，利用数码经络理论辨证取穴，采用平补平泻手法，并利用自己发明的针灸毫针夹持进针器进针，避免了医源性感染。这一治疗方法大大增强了脾的营卫功能。62岁女患者和30岁男患者经过6次治疗（10次为1个疗程，隔日1次，然后休息10天），疼痛感明显，溃疡开始愈合，患肢颜色开始变浅且范围开始缩小。4个疗程后，每周治疗一次。一年半后，患者双腿粗细基本一致，溃疡愈合，皮温和左侧无明显差别，行走自如。62岁患者免去了截肢之苦，生活质量明显提高。根据后期跟踪访问，3例患者至今无复发。

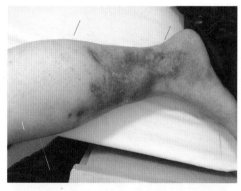

针灸治疗前

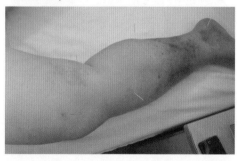

针灸治疗中

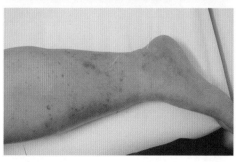

针灸治疗后

治疗心得

1994年12月底，我患上了深静脉血栓，不能行走，非常痛苦。在北京安贞医院住院2个月进行治疗，病情有所好转，能下地行走了，但医生说要想彻底好起来是很难的。从此我每天都要穿医疗袜子，但是腿部依然肿胀，天天抽筋，因为血液回流很差，所以腿部的皮肤也变色了。2005年在北京协和医院做了静脉曲张引流手术，由于伤口太深，术后始终不能封口。伤口又红又肿，非常疼痛，不能触摸，伤口周围皮肤变成黑色，很僵硬，没有弹性。由于经常发热，病情反复，我三天两头跑医院、看专科、挂专家号，但得到的结论都是没有特效办法，只能通过天天敷药膏、吃药保守治疗来维持。

直到2012年，经亲朋介绍，认识了许天兴医生。许医生在认真仔细地检查了我的病症后，决定收治我，给我进行针灸治疗。两年来通过许医生的精心治疗，我的腿有了明显的好转。手术部位的伤口已经完全愈合，长得很好。周围的皮肤已经不再红肿，更好的是腿部的皮肤已经从黑紫色变成了正常皮肤的颜色，腿也不再僵硬并且恢复了弹性。我脱掉了穿了几年的医疗袜，腿也感觉比以前有了力量，抵抗力也强了，不再经常发热跑医院。许医生用他精湛的医术为我解除了病痛，也使我增强了战胜病痛、恢复健康的信心。在此，我也向许医生表示深深的感谢。

白××

2. 房颤

患者周某，女，33岁，北京公安战线一名普通民警。2015年6月因房颤在北京某医院住院做心脏射频消融手术，术后半年，患者又感乏力、心慌，睡眠质量差，情况与术前相同，到医院复诊，建议再次行射频消融治疗。如果术后不良就要安装心脏起搏器。这样一来患者就有些担心，一是担心再像第一次手术不成功或更坏怎么办；二是想要生孩子，怕术后又吃很多西药，担心会影响怀孕，况且任何医院和医生也不敢向每个患者保证能治好。于是想找中医试一试，经人介绍求诊于笔者，笔者也明确表示只能试一试，笔者认真查看患者，见其脉细、数，节律严重不齐，舌质胖，有齿痕，苔白腻，二便基本正常，但夜间入睡难，半夜又总惊醒等。我根据她的病症情况，取心俞、内关、膻中、中脘、关元、足三里、公孙等穴针灸治疗，3天一次，第一次患者就感到胸闷气短、乏力症状缓解很多，经过2个多月的治疗，早搏症状有了很大程度的好转，之前的心慌、乏力的症状几乎消失，患者体重也增加了2500克，手脚也热了，关键是睡眠好了，再也不惊醒了，经号脉几乎摸不到早搏了，患者及其家人非常高兴，表示感谢。

另一患者胡某，男，1963年出生，河北香河政府公务员。平时爱锻炼，无吸烟史，饮少量酒。37岁时，明确诊断为房颤，47岁时诊断为高血压。2015年11月，在北京某医院做射频消融治疗。患者述术后2~3个月内，每天以流食充饥，很少下楼活动，只能吃一些青菜，稍硬一点的食物以及肉类都难以消化，饭多吃一点都胀得难以承受，并伴有打嗝、气味难闻，大便也极不正常，体重下降了8500克，每日睡眠只有3~4小时，并伴随噩梦，而且经常性地出现前胸后背没有定点位置的阵发性疼痛。这种疼痛来无影，去无踪，且患者极度怕冷，在冬天室内温度23℃的情况下，盖着厚棉被仍感觉腿和脚部有冷风在吹，即便是泡完脚后仍感觉脚是凉的。服用了一些健胃的药，状况略微有所好转，但根本性的问题没有得到解决。身体状况时好时坏，经常感觉心慌、气短、四肢无力，身体比手术前还差很多。2016年5月27日，经人介绍来笔者处求医，取穴方式和前例周某相似，但配合天王补心丸等中药口服，仅一次治疗，患者即感身体轻松了许多，人也精神多了，当晚就睡了7小时，且没有做噩梦。28号开始排出体内宿便，便稀、有恶臭、量大，持续了三四天。30号又针灸治疗第二次，以后每隔1天针灸治疗1次，经过7次治疗后，患者感以前各种不适基本消失，只是身体有些疲劳感，偶有心慌。笔者又改变了一些穴位，并改服归脾丸，仅又治了两次，患者即感明显好转，一切都变正常了，吃得也多了，睡得也香了，脸色也红润了，那种亚健康的状态全部消失了。仅11次针灸治疗，患者即感到疾病基本痊愈了。虽然笔者用针灸术治愈了近10例房颤，但仍属个案，临床上还须同仁共同研究疗效，更好地为患者服务！

现代医学认为，心律失常指心率起源部位、心搏频率与节律、冲动传导等方面的异常。心律失常一般分为冲动起源异常和冲动传导异常两大类。其中包括窦性心律失常（过速、过缓、心律不齐、暂停）、异位心律（被动性、主动性），后者包括传导阻滞和房室传导加速或预激现象。最常见的临床症状是心悸，心电图检查有助于明确诊断。

心律失常属中医惊悸、怔忡范畴。中医认为，本病多因体质素虚（久病或先天所致的气血阴阳亏虚或脏腑功能失调）、情志内伤及外邪侵袭引起，三者相互影响，互为因果。其中体质素虚是发病的根本。病变部位在心，但与其他脏腑亦有密切关系。病理变化有虚有实，气、血、阴、阳及诸脏之不足，可致心失所养，是为因虚致病。痰饮内停或血脉瘀阻而致血脉不畅者，是为实。临床上亦每每虚实夹杂，一般可分为心气不足、心血不足、心阳不振、阴虚火旺、痰浊阻滞、血脉瘀阻等类型辨治。

一个心脏持者性房颤病患者的自述

一、引子

作为一个心脉持军性房颤病的患者，我很早就有一种冲动，就是想写点什么，恰逢许天兴医生基本治愈了我的这个顽病，这里我点了先用基本二字。因为我目前还在治疗中，已接近尾声，以后的症状还需要实践的检查。也许我是一个以发现性的人，喜欢实践，相信咱们的辩证法，相信实践是检验真理的唯一标准，所以才打把我的一些真实感受记录下来。

二、病源

胡××，男，汉族，中共党员，大学学历，

理学学士，1963年出生，乡镇干部，基层公务员。

现病岗：高血压、心脏持续性房颤病患者。

这就是我知一了人生简历和病历。需要补

充的是，我出生在河北省一个普通农民家庭。

兄妹上人，我最小。自幼体弱多小病，无大疾。

性较好动。喜好体育上有一些竞赛性活

动。不抽烟、酒少许、不喝为好，再无其他不良

爱好。十6岁上昼于大学，20岁参加工作。30岁波例

例上调任乡镇工作。上岁离岗回家疗养。31岁患

上心脏疾病（诊为窦性房早），47岁患高

血压，打岁发现为持续性心脏房颤。究其病因

我归纳为以下4条。

1. 基金工作压力大，生活无能律，起早贪黑为常态，自己又是一个极其认真、完美主义者，心理压力过大，而抗压能力又弱。

2. 长期吸二手烟。因工作关系，所处环境往常在二手烟中，对心脏危害极大。

3. 多次吐酒。由于属于学自性喝酒，酒量又大，所以多次吐酒，对身体危害极大。班免应有低抗力。

4. 遗传因素。我的母亲有心脏病，父母均有高血压病史。

换言之，不过岁内、外因，想不得心脏病都不可能。

三年术

2014年,我在一次意外的摔伤了故中,被初步确诊为心脏房颤。2014年10月在北京安贞医院,确诊为心肌持续性房颤,并于11月份在该院作了房颤的住导音射频消融治疗,手术基本成功。术后,我却经历了人生中一段最黑暗的日子。术后的两个月,我每天以流食充饥,很少下楼活动,只能吃一些青菜,稍硬一点的食物,以及肉类都难以消化,饭多吃一点都胀的难以忍受,并伴有打嗝,气味难闻,大便也极不正常,体重由术前的147斤下到到130斤,每日睡眠只有3.4个小时并伴随噩梦,而且经常性的出现在胸后背的没有…位置的阵发性的疼痛. 这种疼痛来无影, 去无踪. 我自己怀疑缘于手术之后。感觉自己的身体由两部分组成. 以心脏为界. 像上下水货 被肌肉错住一样。并极度怕冷. 去冬天室内温度 $23℃$ 的情况下. 盖着厚棉被 仍感觉腿和脚部有冷风去吹. 即使是泡完脚后 仍感觉脚是凉的. 三个月服用期了一些健胃的药物. 状况略微有时好转. 但根本性的问题没有消失. 身体状况时好时坏. 经常感觉心慌气短. 四肢无力. 身体比手术前还差很多。

四 治愈.

香河县人大常委会稿纸

机缘巧遇，2016年5月我有幸遇到许天兴医生，得到了他的精心治疗。5月27日是许医生为我作的第一次治疗。在他的诊断之后，举取了针灸治疗为主，中成药为辅的方法。第一次行针时，我感觉到针刺部位一阵一阵的麻胀，肚子咕噜咕噜的叫，同时也有几分困意。40多分钟的治疗结束后，感觉身体轻松了许多，人也多了几分精神。当天按医嘱服用了天王补心丸，从当天晚上开始，体内开始连续性放屁，几乎没有间断，没有臭味，当晚的睡眠也非常好，达到了7个小时，四没有做恶梦。

28号开始排出体内宿便，便稀，有芝臭，量大，持续了 4 天左右时间才结束。30日是许医生为我作第二次治疗，行针部位虽第一次有些不同。但感觉效果很不错，精神状态好了很多。脸色也增加了一些光泽。以后每隔一天治疗一次。行针部位各不同侧重，经过了几次治疗后，各种不适症基本消去。只是身体有些容易疲劳，在疲劳状态下而偶发心慌。经许医生诊断，在第八次治疗时，我感觉行针动作明显的加深了，刺激更强烈了。而且是连续了天不断的治疗。同时更换了辅助药物。为何两次西制药生了加归脾丸，过部药治有了眼困无力外，心慌的口舌干燥感。行针深度加增加，药用的更强。让我的身体感觉到了强烈的变化，一切又都变为正常了。吃得也多了，睡得也好，脸色也红润了，那种亚健康的状态全部消失了。在过去了的20多天，11次扎针灸治病，我感觉我的病确确实实全痊愈了。祖国的医学它们真是博大精深，许医生就是妙手良医。

　　人生中，失去什么都不重要，千万千万失去健康，失去健康就等于失去生命，感谢许医生给了我生命的第二了春天。

2016.6.23日星于河北香河.

感谢信

　　我是北京公安战线的一名基层民警，因职等原因，遭受心率失常、频发早搏疾病困扰足足七、八年的时间。二〇一三年一度因病情加重病休到北京东方医院接受住院治疗，那是影响到我们一家的大事。二〇一四年九月经人朋友辗转推介，托人将我送到阜外医院接受西医治疗。本以为全国内首屈一指的专科医院接受最一流的教授给予手术治疗，病情会有改善和治愈。但在接受射频消融手术并休息、调理以后，复查24小时心动（监护）检查仍有1万4千个早搏记录（术前，万万千，本人应在1千以下越少越好）。在继续通过调整外还寻无法进行恢复并观察，术后半复查早搏数量有增多趋势，乏力、心慌、睡眠质量差的情况与术前无异。后又找到阜外医院专家，东方医院专家分析情况，因本人有点孕甲亢，不适于西方治疗（副作用大，治疗效果有限）。然而，阜外医院专家给给出二次手术建议。但阜外医院专家怕病灶位置不好有造成冠状动脉损伤风险，一旦术后不良就要植入心脏起搏器。经与家人沟通商量，放弃再次手术治疗。并我到许大兴大夫处寻求治疗。许大夫认真了解到我的病情和前期治疗情况，通过看舌苔，号脉，很快制订了治疗方案。我每隔三天一次到及每次半个小时左右。许大夫妙手仁心，经过两个多月的治疗，早搏情况有了很大程度的改善，二期心慌，乏力的症状几乎消失。自号脉心早发现不到早搏现象（二期随时号脉随时很快发现早搏），让我喜出望外。让许大夫通过针灸方法，健康、快速、无创、稳定，解决了当前西医先进治疗无法解决的我的心脏疾患。让我恢复了正常工作和生活。在此，特别感谢许大夫的仁心仁术，同时许大夫分文未收，便治愈了我的多年顽疾痼病。实乃是当前社会不可多得的好医生。我和我的家人再一次感谢许大兴大夫的救命之恩，也让我对未来生活重燃希望。

再次，万分感谢！！！

周X

二〇一三年六月，北京、

3. 软组织损伤

患者张某，女，40岁，北京某医院医生。于2014年11月6日因右脚踝扭伤，经人介绍前来诊治。患者述两天前在医院因有急事下楼时，不慎右脚踩空，摔倒时，屁股坐到右脚跟部。顿时听到咔叽声，顿感疼痛难忍，经别人搀扶后，迅速到本院X线室拍片和B超检查，未见骨折和肌腱断裂，诊断为右踝软组织损伤。当时患者拄双拐，右脚踝打石膏。笔者给张某把石膏小心拆开后，见患者右踝部肿胀，以外侧为著，局部有青紫色瘀斑，约10cm×3cm大小，轻触压痛，活动明显受限，患者述在她工作的医院骨科打石膏前，也做过冷敷，并让其口服七厘散等。

笔者了解并检查患者右踝部后，给其取丘墟透商丘、解溪、太冲、阳陵泉等穴针灸，强刺激，仅30分钟后，笔者又给其做了一个轻轻的推拿，之后让患者下地试着走一走。当时张某不敢，认为根本不可能。因为骨科主任告诉她要完全制动1个月才能恢复，又因为常言道"伤筋动骨一百天"。患者也是一位非常知名的医生，工作繁忙，又是医院的主力，上有老下有小，所以患者十分着急。听她朋友介绍说只要是没有骨折和肌腱断裂，经笔者针灸治疗的效果都十分好。她抱着试试看的态度前来，没想到拔完针后，笔者又让她下地试着走，她心里不大相信，可她还是按照笔者说的做了。让她没想到的是，她真的能站起来，并小心地试着用右脚承重、移动。虽然开始走得很慢，但是她成功了，在没有拄拐和打石膏的情况下，终于走起来了，并慢慢地走快了。她说："虽然感到右踝部还有些痛和酸胀感，但能忍受，没想到效果这么神，太厉害了，我搞西医的第一次亲自感受到中医针灸的神奇！"

她后来又治疗了3次，就彻底治愈了，最后一次临走时她跟笔者说："我要到我们医院的骨科去一趟，让他们看看中医针灸的神奇，才针灸4次，就彻底痊愈了，让他们也像我一样重新认识中医……"

像张某这样的患者，笔者在临床上经常遇到，只要确定没有骨折和肌腱完全断裂，效果都非常好。轻的一次，重的三四次就能让其回到工作岗位和训练场上。

张某是踝部扭挫伤，这种病很常见。大多数患者是踝关节侧副韧带损伤，易在踝趾屈内翻位时发生，以外侧副韧带损伤多见，多因场地道路不平或下台阶时失足，以致外侧副韧带被过度牵拉而损伤。踝外侧副韧带损伤后，表现为外踝前下方或下方疼痛、肿胀、青紫瘀斑，踝内翻时疼痛加剧，外翻则疼痛减轻。患者常因患足不能着力而跛行。若踝关节内翻角度明显增加，多为韧带完全断裂，若踝做极度内翻，在外踝下摸有空隙，多伴有踝关节半脱位。若踝关节内侧副韧带损伤，多兼有踝部骨折，这一点在临床上很有指导意义。

中医认为踝部扭搌跌扑，筋肉或损或断，络脉随之受伤，气血受阻，引起疼痛和功能障碍。早期失治易致风湿乘虚侵袭，湿浊瘀血受阻，酸痛缠绵，步履乏力而不易完全恢复。

还有一名非常典型的患者，周某，女，25岁。前来求治时，右腿肿胀，以大腿根部往下到踝关节为著，右腿明显比左腿粗，触压痛明显，皮温比左腿高，患者是被两人架入诊室的，右腿活动明显受限。患者已经到过北京四家医院诊治，做过患肢B超、X线检查等，服用过抗生素、止痛药等，但基本无效。

笔者仔细查体，未见任何伤口或感染灶，也未见有灰趾甲和脚气等，详细询问痛史，周某说4天前看单位足球比赛，当时足球砸到她的右腿上，她当时也没有感到疼痛，回家后，晚上感到腿有点疼，到半夜就越来越痛，第二天早上看到右腿红肿，到了几家医院，有的说是下肢血栓引起，但B超检查后排除；有的医院说是丹毒，但又没有找到任何感染病灶，血象又基本正常，这又和丹毒病不符；还有一家医院看到她右腿比左腿基本上粗1/3，怕引起更严重的并发症，建议做患腿切开减压术，但患者和家属暂时没有采纳。

仔细查看了患者的右腿，膝部疼痛为主，压痛点比较明显、固定，于是笔者认为可能是患者在躲闪足球时引起膝关节和髋关节急性损伤所致。笔者于是取鹤顶、内外膝眼、阳陵泉、冲脉、急脉、环跳等穴，用强刺激泻法，仅针灸一次，患者即感疼痛缓解明显。连续针灸治疗3天后，患者肿胀明显好转，可以自行拖腿行走。又针灸了5次，患者行走比较自如，但膝关节和髋关节部还是有些疼痛。笔者让她口服两丸片仔癀后，又针灸3次，痊愈。

膝关节扭伤包括膝关节侧副韧带损伤、半月板损伤、膝交叉韧带损伤和膝关节损伤性骨膜炎。伤后膝关节肿痛、活动障碍、膝关节内侧副韧带损伤者，压痛位于股骨内上髁；外侧副韧带损伤者，压痛位于腓骨小头或股骨外上髁；若做侧向试验检查，小腿可被动外展或内收，则为韧带完全断裂。半月板损伤者，压痛多位于膝关节间隙，患者有膝关节弹响痛和交锁现象，回旋挤压试验和研磨试验呈阳性。膝关节交叉韧带损伤者，膝部肿胀严重，膝关节多有异常活动，抽屉试验呈阳性。膝关节损伤性骨膜患者，表现为膝极度伸直时，髌上不疼痛，浮髌试验呈阳性。若膝关节侧副韧带、半月板、交叉韧带合并损伤，成膝关节三联症。

中医认为膝为筋之府，有众多筋膜、筋络、筋肉附着，易受到扭挫外力而损伤。伤后局部气血瘀凝阻滞，故肿痛，活动受限。笔者认为，周某是膝关节和髋关节受损伤，经针灸治疗后，效果满意。

另外，临床上软组织损伤较常见的还有急性腰扭伤、腕关节扭挫伤、落枕等。其中急性腰扭伤这里先不论述。腕部扭挫伤，笔者也列举过潘某某的典型病例，在此不再论述。而落枕是就诊患者较多的一种疾病，大都是睡眠姿势不良或受寒而导致颈部肌肉发生痉挛。落枕后患者一侧颈项部疼痛、僵硬，头部转动不利，动则疼痛加剧，尤以向患侧旋转更为困难，严重者疼痛引及肩背部，患处肌肉紧张，压痛明显。

中医认为，或因睡眠时姿势不良、枕头过高或过低或经久不动，以致颈部肌肉过度伸展而损伤；或因颈肩部当风，着凉受寒，以致颈部气血凝滞，经络痹阻而拘急疼痛，或颈部劳累或体内素有寒湿停留者，易患此症。笔者一般取玉枕、大椎、风池、列缺、后溪、绝骨，基本上都是一次即愈，最多针三次，效果十分明显。

这几种软组织损伤病在临床上都是十分常见的，一定要明确诊断后再决定怎样治疗，只要能让患者尽快恢复，且副作用小，不管是采用西医、中医，还是中西医结合的方法，都是可行的。软组织包括肌肉、腱鞘、肌腱、韧带和滑膜等，软组织常因长期、反复、持续的姿势和执业动作产生损伤，所以大家在运动和工作前以及日常生活中，都要注意保护易受伤关节。有资料显示，加强核心肌力训练，有助于躯干及四肢的灵活度和韧带强度，故大家要加强核心肌力这方面的锻炼，一定要保护好自己的脊柱，保持良好的姿势姿态，多做有氧运动，肯定会有裨益的。

潘某　　男　　63岁

2014.6.24

北京大学第一医院　骨科

诊断：右手腕部　腱鞘炎

处理：封闭　激素　利多卡因

6月26日：疼痛加重，红肿加重。

2014.7.1

中国人民解放军第三〇五医院骨科刘主任

磁共振：软组织损伤　积液

处理：积水潭医院　买护具　右手腕制动

2014.7.2

北京大学第三医院运动医学科崔国庆

病史：右手腕疼痛4个月，一周加重，打过封闭。

诊断：软组织损伤

处理：制动　创伤止痛乳膏

　　　双氯芬酸钠　50mg　2次／日

　　　夜间——散利痛1片

2014.7.11~7.15

周林频谱仪1.5小时／日　疼痛减轻，不能离开护具。腕部肿胀，疼痛，红紫。

2014.7.16

解放军驻京某中心门诊部

超短波治疗；连续7次；疼痛、肿胀稍减。

2014.7.19

北京大学第一医院激光治疗

后疼痛加重。

2014.7.22~8.4

北京市丰盛中医骨伤专科医院

敷药　疼痛、肿胀稍减。敷药两次后皮肤过敏。停药。

小结：手，腕部肿胀，五指、掌、腕不能曲屈，功能丧失，皮肤红紫，疼痛剧烈，不能触碰。夜不能寐，服散列痛方能入睡，食不甘味，体重下降约5公斤，情绪焦虑，烦躁。

2014.8.5

许天兴医生处进行针灸治疗

当天针灸1小时后，疼痛明显减轻，约4小时。

2014.8.10

疼痛明显减轻，夜间不用服药可入睡。患部仍红肿，垂之更为加重。

2014.8.15

中国人民解放军总医院第一附属医院（304）血管外科：

查：血流正常，肿胀，红紫，疼痛与血管无关。

2014.9.10

疼痛、肿胀进一步减轻，皮肤颜色好转。

2014.9.25

可用笔写字，疼痛明显减轻，人可触摸其腕部。

2014.10.1

开始可以拿筷子，皮肤颜色好转。五个指肚出汗，感觉手指腹处如新生组织，触摸东西时疼痛。

2014.10.25

患部疼痛面积缩小。局限于腕部拇指和示指根部韧带处。

2014.11.20

右肩部开始疼痛，不能抬至功能位。肩周炎？

2014.11.23

高热39.9℃。白血球1.7万。诊断：肺部感染。左肩开始疼痛。

2014.11.28

拇指和食指、中指、无名指可碰触，手掌弯曲可握空心拳。皮肤颜色正常，无肿胀。

2014.12.5

右手可以辅助搬箱子，皮肤颜色正常，手腕可曲屈15°。大臂向前、向后均不能达到功能位。

2014.12.20

手腕可以转动100°

2014.12.26

试着骑自行车

2015.1.5

患手大臂肌肉丰满，可提东西。手腕患处按压无疼痛，但不能上下左右移动。

2014.1.10

骑车去针灸

2014.1.20

骑自行车上下班（1.5小时）

2014.1.24

皮肤颜色正常，功能基本恢复，疼痛基本消失，进行康复锻炼。

4. 软组织受伤引发的慢性疼痛

疼痛是临床常见的病症，是由诸多疾病引起的症状，直接影响患者的正常生活和工作，从而影响患者的生活质量。解除疼痛，减轻患者的痛苦，是提高和改善其生活质量的一个不可忽视的方面。然而，寻找引发疼痛的根源，针对病因治疗更为重要。为此，在解除疼痛的同时，还应考虑全身各组织系统的相关伴随症状，认真分析判断，确定病因，进行相应的治疗。

疼痛可发生在机体的各个部位，大致可分为头颈部疼痛、胸部疼痛、腹部疼痛及躯干四肢疼痛。各个部位的疼痛提示着相关部位的疾病，发生在头、胸、腹部的疼痛，多见于肌肉、韧带、筋膜、滑膜组织和神经血管组织的疾病，临床上以躯干、四肢疼痛较为多见。

不同疾病引发疼痛的性质各不相同，可分为隐痛、钝痛、酸痛、胀痛、锐痛、剧痛、绞痛、针刺样痛、刀割样痛和灼痛等不同类型的疼痛。不同性质的疼痛可表达不同种类的疾病，持续性疼痛往往预示着器质性病变，阵发性疼痛则常属于功能病变。因此，认清疼痛性质对判断疾病尤为重要。

疼痛的原因常见于创伤、感染、组织增生、组织缺血、功能失调和肿胀等。

疼痛分为急性疼痛和慢性疼痛。急性疼痛常见于创伤、手术、急性炎症、心肌缺血、内脏器官穿孔等。慢性疼痛常见于躯干、四肢疾病。慢性疼痛疾病主要见于软组织疾病、骨病，软组织包括肌肉、肌腱、腱鞘、韧带和滑囊等。软组织因长期、反复、持续的姿势和职业动作产生的应力而引起肥大增生，导致局部压力增强，从而引发疼痛。

(1) 腰肌劳损

腰肌劳损是腰部肌肉群及其附着点筋膜、骨膜的慢性损伤性炎症，也是腰痛的最主要原因。一组腰肌发生慢性劳损，相应部分的肌肉群即出现对应性补偿调节，如对应补偿或代偿不能补偿，则通过系列补偿调节，致使一个部位腰痛可随着病程延长而向上、向下或对侧发展，出现多部位疼痛。

患者常常无明显诱因而感慢性疼痛。腰痛以酸胀痛为主，休息可减轻，若长时间卧床休息又会出现酸胀痛，经轻度活动又能减轻。但活动量过大时，又再次出现痛楚不适。这就是腰肌劳损的显著特点。所以患者多有腰部劳损史，或急性腰扭伤，后未治疗彻底而转为慢性腰痛。

腰椎畸形者也易发生腰肌劳损。患者腰部僵硬、酸痛，可向臀部或下肢弥射，晨起症状较剧，轻微活动多无异常，按压、叩击腰部反觉舒适，压痛点多在骶棘肌处、髂骨嵴后部或腰椎横突部。

中医认为，久立伤骨，久行伤筋，劳逸不当，气血筋骨活动失调，可造成组织劳损，或有筋膜松弛，或有瘀血凝滞，或有细微损裂，以致腰痛久治不愈。

（2）棘上韧带劳损

棘上韧带是附着在从枕骨隆突到第5腰椎棘突之间的韧带。颈段项韧带较宽厚，胸段韧带较细，腰椎韧带又增宽。从解剖生理特点看，胸段棘上韧带容易发病，腰5至骶1无棘上韧带，因此棘间韧带损伤机会最大。棘上韧带慢性损伤可出现疼痛，主要表现为腰痛长期不愈，以弯腰动作时明显，让患者做过伸体位时挤压病变棘上韧带出现疼痛，压痛点处的棘突及棘突间棘上韧带应有损伤。

（3）滑囊炎

滑囊是位于人体内摩擦频繁或压力较大处的一种缓冲结构，其外层为纤维结缔组织，内层为滑膜，平时囊内有少量滑液，长期、持久、反复、集中和力量过大的摩擦与压迫是产生滑囊炎的主要原因。常发部位和病变有膝关节的髌前滑囊炎、坐骨结节滑囊炎、拇趾滑囊炎及腘窝、下颌关节等。常常可看到患者关节或骨突出部位出现圆形或椭圆形包块，增长缓慢，局部压痛，肿物边缘清楚，有波动感，皮肤表面无炎性表现，包块增大时疼痛剧烈、有囊性感，诊断不难。

（4）狭窄性腱鞘炎

一般起病缓慢，患指僵硬、疼痛，活动后消失，且逐渐出现弹响伴明显疼痛，患指屈曲僵硬不能活动，优势伸曲指时出现移动性结节。

腱鞘的作用是将跨越关节处的肌腱约束在骨膜上，防止肌腱滑移和错位。当肌腱在坚硬的腱鞘边缘长期过度用力摩擦后，导致肌腱和腱鞘发生损伤性无菌性炎症，腱鞘缺乏弹性，如增生、水肿的腱鞘长压肌腱称为腱鞘炎。最常见的腱鞘炎发生于手指和腕部，手指屈肌腱鞘炎称为弹响指或扳机指。

患者，潘某某，男，56岁，机关干部。找笔者针灸时，右手肘部以下似紫茄子色。自述疼痛难忍，特别是晚上更是胀痛加烧灼样疼。自患病一年多来，瘦了28斤，辗转北京七八家医院，包括按摩、封闭、正骨、理疗、服止痛药等，病情迁延不愈且逐渐加重。起初只是大拇指活动受限、疼痛，后来发展为整个右手不能活动，特别是封闭治疗后，病情日渐严重，右手大拇指和示指连一张纸都捏不着。用他爱人的话说，一个大男人经常用左手抱着右手痛哭，可想病情的严重程度。北京某医院医生告诉患者及其家属，若手术切开仍不能治好的话，就可能要截肢，患者听后非常害怕，于是抱着一线希望前来找笔者医治。这也是笔者见到的腕管综合征中比较严重的患者之一。

笔者了解到患者在各医院的治疗方案，详查了患者的一般情况。患者较瘦，左手始终托着右手腕部，面容痛苦；笔者让其躺在诊断床上，他右手的动作简直是慢极了，并时常发出呻吟声。右手肘以下呈紫茄子色，笔者轻触其右手腕部时，只听患者大叫一声，可见其疼痛程度。患者舌质胖、苔黄腻，大便秘结，3～4天一次，小便黄，左手脉洪数，右手不能号脉，右手肱二次肌坚硬，亦轻触压痛。

经辨证后，取外关、曲池、肩髃、中脘、天枢、足三里、阳陵泉等穴，施平补平泻手法，并嘱患者暂停其他医院开具的一切药品，让其口服片仔癀2丸后，改服天王补心丸，因其睡眠稍差，针灸每天一次，10次为一疗程。第一次针灸后，患者自述病痛减轻了5小时，5小时后回到以前状态。针灸3次后，程度减轻。针灸15次后疼痛减轻明显，手臂颜色逐渐变浅。针灸22次后，患者告诉我，可以用手捏起纸了。针灸40次后，患者手臂除手腕还有些红肿外，其余颜色基本正常。针灸52次后，患者可以自己拿汤匙吃饭了。针灸64次停针，患者手的基本功能恢复，可以做对掌运动，可以简单活动，如用筷子夹菜、写字等，手臂的颜色正常。停针后，我让他做功能锻炼，大约停针一个月后，患者基本上恢复正常了。随访半年后患者未复发，并述完全能正常生活了。

（5）腱鞘囊肿

这多发生在经常做同一种体力工作的人群中，多发生在手腕、足小关节和肌腱，可以单发，也可以多发，是关节附近的囊性肿块，由于慢性损伤使滑膜腔内滑液增多而形成的囊性疝出。结缔组织黏液退行性变也是发病因素，这个不难诊断，临床上也很常见。

肌腱腱鞘附近出现包块、无疼痛、表面光滑、与皮肤不相连，主要是包块基底部固定在关节和腱鞘上，囊内张力很大，有硬橡胶样实质性感觉，有波动感。

西医主要采取抽液、局部加压包扎，或手术切除。中医则采用按摩、针灸围刺，效果很好，但有时也易复发。

（6）肩关节周围炎

肩关节周围炎是中老年人常见的一种疾病。在临床上几乎每天都能见到，俗称肩周炎、冻结肩、五十肩等，是肩周肌、肌腱、滑囊及关节囊的慢性损伤性炎症，使关节内外粘连，活动时疼痛，功能受限。

发病原因多为软组织退行性变，对外力承受能力减退，长期过度活动、姿势不对，肩部固定过久，肩周组织水肿、萎缩或粘连等。例如，三角肌、冈上肌、冈下肌、肩胛下肌和小圆肌、联合肌腱以及肱二头肌长短肌腱、滑囊等受损、水肿或粘连，多见于中老年人。

疼痛首先出现在肩部某一处，与受伤时的动作、姿势有关系，若不能控制与治疗，疼痛范围逐渐扩大，涉及肩周各个肌群、肌腱和滑囊，以夜间疼痛尤甚，致使关节活动受限，影响正常生活和工作。肩僵硬，肩周组织广泛压痛，肩关节外展外旋、后伸明显受限。

现代医学认为，其自然病程1～2年有的能自愈，但若不配合功能练习，即使自愈也可能遗留不同程度的功能障碍。

中医认为，中老年人肝肾不足、气血渐亏，加之肩部长期劳损、外伤或肩部露卧当风，感受风寒湿邪，致使肩部气血凝涩、筋失濡养，经脉拘急而引起本症。故风寒湿邪侵袭、劳损为其外因，气血虚弱、血不荣筋为其内因。

中医治疗此病的方法很多，如中药、推拿、针灸等。尤其是针灸治疗效果明显。根据患者的病症辨证取穴，例如，招手时痛，主要是大肠经取穴，手外展抬时痛主要是三焦经取穴，手后背时痛主要取小肠经穴位。若整个肩周全痛，则三条经穴全取即可。一般半个月左右可治愈。有时可口服一些止痛药，效果也很好。

（7）腰椎间盘突出症

这是笔者在临床上治疗腰痛较多的一种，其主要原因是椎间盘变性，纤维环破裂，髓核突出刺激或压迫神经根、马尾神经所表现的一种综合征，是腰腿痛最常见的病因之一。临床上以腰4～5，腰5与骶1发病率最高，有资料显示为90%～96%，多个椎间隙同时发病者仅占5%～22%。

腰椎间盘突出症常见于20～50岁，男性患者多于女性，5:1左右，患者多有弯腰劳动或长期坐位工作史。前次发病常是在半弯腰劳动或突然扭腰动作中。腰痛是大多数本症患者最先出现的症状。

其实绝大多数患者是腰4～5或腰5与骶1椎间盘突出，故坐骨神经痛最为多见，发病率达97%左右。典型坐骨神经痛是从下腰部向臀部、大腿后方、小腿外侧直到足部放射痛，约60%患者在喷嚏或咳嗽时由于增加腰压而使疼痛加剧。另有不足5%的患者可发生高位腰椎间盘突出，引起股神经痛。

如果神经受压，向正后方突出的髓核或脱出、游离的椎间盘组织可压迫马尾神经，出现排便、排尿障碍，鞍区感觉异常。患者前来就诊时，几乎都有家人或同事搀扶，让患者自己站立或趴位时，则表现为腰椎侧突，这就是患者为减轻疼痛的一种姿势性代偿畸形，具有辅助性诊断价值。另外，几乎全部患者都有不同程度的腰部活动受限，其中以前屈受限最为明显。

近90%的患者病变间隙的棘突间有压痛点，有时压着压痛点，沿坐骨神经呈放射痛，做直腿抬高试验时，患者常常抬到60°以内就出现坐骨神经痛，西医称为直腿抬高阳性。当让患者做直腿抬高出现阳性高度时，医生辅助患肢缓慢降低患肢高度，待放射痛消失，这时再被动背屈患肢踝关节以牵拉坐骨神经，如又出现放射痛，称为加强试验阳性。西医的这种便捷诊断方法中医也应掌握，特别是在没有条件做CT或磁共振时，掌握这些简便的诊断方法很重要。中医也应积极借鉴西医的方法。

另外，80%的患者感觉异常，腰5神经根受压时，外踝附近及足外侧痛，触觉减退，腰5神经根受累时，踝及拇趾背伸力减弱，这也是很有用的经验。由于腰椎间盘突出症早期仅表现为腰痛，后期又有腰腿痛，易与多数可以引起腰痛、腿痛及少数可同时引起腰腿痛的其他病变混淆。应注意与腰肌劳损和棘上、棘间韧带劳损、第三腰椎横突综合征及脊柱滑膜等疾病鉴别，当患者有神经症状时，还要与神经根及马尾肿瘤、椎管狭窄症、梨状肌综合征等疾病相鉴别。总之，如有条件可做磁共振检查，既可明确椎间盘突出的部位、程度，又可做很明确的鉴别诊断。

可以这样说，85%左右的椎间盘突出都可以用中医治愈或明显缓解。相当一部分患者1次或2次针灸治疗，疼痛减轻很明显，有立竿见影的疗效。

但针灸也绝对不是万能的！也有其短处，特别是经过严格的非手术治疗无效或马尾神经受压者，必须行髓核摘除术或椎间盘切除术，这时针灸就显得苍白无力了。

笔者在这里强调一下，腰椎管狭窄症针灸治疗，效果很不理想，也只能起到缓解作用而已。原因简述如下。腰椎管狭窄症，即任何原因所导致的腰椎管神经根管、椎间孔狭窄而引起的马尾神经或神经根受压综合征，分为发育性椎管狭窄、退变性椎管狭窄及混合性椎管狭窄。在没有做磁共振检查之前，患者的直腿抬高试验是阴性的，这一点很重要，也很简单就能暂时做出判断，准确度还是挺高的，笔者在临床上经常用。

另外，此病还具有神经源性间歇性跛行，直立或行走时，下肢逐渐出现疼痛麻木、沉重感，并进行性加重，下蹲休息片刻，上述症状消失，并能继续行走，间歇行走十米至几百米，又出现疼痛麻木，循环反复，越来越重。但是骑自行车一般不会出现间歇性跛行。这种病腰痛比较明显，出现间歇性跛行，主要是因为神经根或马尾神经压迫引起。像这类患者，笔者都会让他们去另请高明。

还有一种骨关节病，十分常见，尤其是中老年人，发病率高达80%左右，严重影响生活质量，给家庭带来一定的精神和经济负担。此病的基本病变是关节软骨的退行性变和继发性骨质增生，分为原发性和继发性骨关节病。原发性骨关节病是指人体关节常年应力不均而发生退行性变的骨关节病；继发性骨关节病是由于创伤、畸形和疾病等造成软骨的损害，导致日后的骨关节病，主要表现为关节疼痛，开始时属钝性疼痛，以后逐渐加重。因关节的活动而产生间隙性摩擦疼痛。疼痛还往往与气候有关。每当天气变化，疼痛就开始或加重。疼痛程度并不一定与骨病变表现一致，有时骨质增生很严重，但疼痛不明显，这与每个人的痛阈有关。

但损伤可加重原来的疼痛。患者往往有关节肿胀，有中度渗液、肌萎缩，不论主动还是被动活动时，关节都有吱吱声，并有不同程度的关节活动受限。有的老年病人同时伴有远侧关节增粗。X线检查有骨赘形成，关节间隙变窄，软骨下骨有硬化和囊性变，后期可出现骨端变形，关节面凹凸不平，边缘有骨质增生等。

笔者在临床上治疗很多这类患者，70%左右治疗效果还是很好的，20%左右的患者中有15%左右有缓解作用，而剩下的10%左右，行手术关节置换治疗。笔者一般取大杼、鹤顶、内外膝眼、阴陵泉、阳陵泉、委中等穴，效果很显著，有的3次以后就可以去掉拐杖走路，关节肿胀明显减轻，患者很满意。有时加服迈之灵，起到辅助治疗作用。

应嘱患者，对患病关节应加以保护，勿再损伤或活动过度，疼痛严重时应休息，劳逸结合，若身体过胖应适当减肥。由于人体关节长期受力不均，所以应注意人体正常姿势，改变关节负重力线，减少关节的异常受力，可以预防骨关节病。在日常生活中，应注意对关节的保护，反复多次的关节外伤，易导致骨关节病的发生。

我难忘的针灸治疗经历

北京师范大学　现代教育技术研究所

我这辈子先后有过两次用针灸治疗的经历，每次都给我留下无法抹去的记忆——不仅是因为已经治愈（或将要治愈）的疾病。之所以在我脑海里留下深刻印记，更是因为给我针灸的许天兴大夫的精湛医术和高尚医德。

我第一次接受针灸治疗是在2012年8月底到当年11月中下旬，是为了医治我久治不愈的右膝关节。我的右膝关节小时候（十二三岁）曾因在沙滩上游玩而扭伤，从此留下病根，到了60多岁的时候（21世纪初），膝关节愈来愈老化，于是病情开始发作：开始时是上下楼梯有困难，后来连走路也很痛。吃了不少"壮骨关节丸"和"抗骨增生片"之类的药片（每天吃2～3次），连续吃了几年，虽未根治，但病情确实有所好转（至少不影响上下楼和走路了）。但是到了70岁以后（大致是2008—2011年），右膝关节肿痛又开始严重起来——不仅上下楼，连走路也有困难，这时再吃"壮骨关节丸"和"抗骨增生片"之类的药已经不管用了。只好去看西医，西医经过认真检查，做出的诊断是"这是严重的膝关节骨质增生，必须做切除手术"。我当时就问西医："做完切除手术后能否根治？以后能否不再痛？"西医说："每个人的情况不一样，难以保证。"既然有可能复发，我就没有去做手术，就这样，我只有加大"壮骨关节丸"和"抗骨增生片"之类的用药量，以稍稍减轻右膝关节的肿痛，勉强维持正常生活（能慢慢走路和半步半步地移着上下楼）。直到2012年有幸认识许天兴大夫，他凭着对针灸理论的深刻理解，对人体内部生理机制的洞察，以及对针灸手法与技巧的精湛把握，对我进行了针灸治疗。一周只扎一次，居然只扎了十一二次（到当年11月中下旬），就把我的右膝关节的骨质增生病完全治好了。至今，整整四年了，一直没有再痛过，我今年刚好八十岁了，但我现在走路仍和60多岁还没有出现关节痛时差不多。说这是"神医"所赐，应不为过。

我第二次接受针灸治疗是在大约半个月前（8月16日开始，每周两次），是为了医治老年性皮肤瘙痒。近年来我的皮肤越来越干燥，瘙痒病也就随之而来。一开始痒得不算厉害，但只要一痒，手指就禁不住要去挠，越挠就越痒，越痒当然会越挠；这样，皮肤很快就被挠破了，而且面积越来越大，甚至有的地方开始溃烂。最后，弄得既痒又痛，白天无法正常工作，夜里整夜难以入眠。今年3月底我到医院皮肤科去看病，被大夫收下住院治疗：通过输液，打点滴、吃西药，病情很快好转，8天后终于痊愈出院。最近因为右肩膀有些痛，不慎贴错药膏引起皮肤过敏，导致旧病复发。本来可以再去住院，但最近工作较忙，抽不出那么多白天去住院，临时在医院拿的一些止痒的药膏和药片，往往治标难治本。我原来以为，治疗骨骼、肌肉，针灸很管用，而对皮肤，针灸就难以奏效，所以没有去找许大夫。但一个偶然机会，得知许大夫用针灸治疗对老年皮肤瘙痒病亦有效。于是从8月16日开始（每周两次）许大夫又一次对我进行针灸治疗。与治疗关节病不同的是，这回除了针灸以外，许大夫还开了"清洁剂"（高锰酸钾溶剂）和补气血的"十全大补丸"。虽然才扎了4次，但从皮肤的外观看，已显著好转（原来上身尤其是右肩膀有不少破皮、伤口，现已逐渐痊愈）；自我感觉也比原来好得多（原来皮肤痒得整夜睡不了觉，而我这些天睡眠一直较好）。虽然目前的皮肤瘙痒症尚未完全治愈（有时肩膀和大腿还会痒），但我和许大夫都坚信，只要再坚持一段时间（现在是每周两次，可能很快可以改成每周一次），就有可能完全康复。

以上事实（完全是我本人的亲身经历，而且是终生难忘的经历），足以证明我国针灸医学的博大精深，也充分说明，许天兴大夫尽管还较年轻（只有40多岁），但他在针灸医学领域，从理论到实践都已有很高深的造诣。更令人感动的是，许大夫的医德让人高山仰止——这体现在对患者关怀备至，对医术精益求精，对针灸一丝不苟。对西方的先进科学技术，我们无疑应当虚心学习，但绝不要盲目照搬，更不能唯西方马首是瞻，中华文明源远流长，我们要很好地继承、发扬，并在此基础上创新。许天兴大夫在这方面就是一个光辉的榜样，让我们大家都来向他学习！

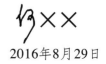

伍××

2016年8月29日

5. 颈肩腰背及下肢疼痛综合征

患者余某，男，45岁。2009年9月18日自述颈部腰部不适，双腿疼痛不能下蹲已6年，加重3个月余。尤其是颈部，有时看书或看材料20分钟后，疼痛明显，头部沉重，双肩关节活动时常带有响声。

查体见其颈部活动受限，表情痛苦，肩胛部及腰骶部有基础固定压痛点，直腿抬高试验（±）双膝周围有水肿，内外膝眼等处压痛明显。

经辨证后，取双侧玉枕、大椎、列缺、后溪和绝骨、大肠俞、委中、阴陵泉、阳陵泉、外关、肩点等穴，采用补泄结合的手法。治疗一次，患者便感症状改善明显，虽第二天还是痛，但疼痛程度有所减轻。于是坚持治疗10次后，患者感颈部症状较以前明显好转，腰部及双膝疼痛有所改善。休息一周后，开始第二个疗程，患者感腰部疼痛症状基本消失，双膝下蹲改善明显，然后嘱其加强慢走，避免剧烈活动和受凉，养成良好的生活习惯，不喝碳酸饮料。

随访3个月后，患者感到没有不适，感觉良好。随访3年后，患者无任何不适。半个月前，患者又前来就诊，请笔者帮他治疗右手网球肘，仅一次针灸治疗，拔针后患者就感到疼痛消失。

当时余某当着很多人的面说："我的颈椎、腰和腿都是许神医给我治好的，他的针真是神奇！""许神医"的称呼笔者不敢当，也承担不起，笔者只是利用和掌握了中医的一部分针灸技术而已。为患者解除病痛是每位医者义不容辞的责任，学好和用好中医为大家解除病痛是我们中医人义不容辞的责任和使命，继承和发扬中医对我们中医人来说更是责无旁贷！

一般的颈椎病、腰痛、腿痛、腰腿痛都是十分常见的，像余某这样的病情也是很多见的。发达的现代医学对此病检查清楚，诊断也十分明确，治疗有时候也很有效果，但是往往疗效不持久。光靠补钙和吃止痛药有时不能完全解决问题。余某就是这样，他吃了大量的西药和中成药，也外敷了很多种膏药，只是缓解症状，但很快又回到以前的状态，所以感到十分痛苦，生活质量也不高。有的患者因治疗失当，更是雪上加霜。自从接受笔者的治疗后，余某非常信任笔者，常常家里有病患，就电话或亲自来向笔者咨询，像这样咨询笔者的患者每天都有很多，笔者为从事中医针灸感到无比的自豪！

笔者经常思考，医患关系应该是十分融洽才对，这样才能更好地开展治疗，但是首先要保证医生的医德好、责任心强、医技过硬。其实患者信任医生对治疗非常重要，会让患者心情愉快。这样会积累正能量，利于患者恢复健康。患者因信任医生，就会按医嘱服药、作息规律和建立良好的生活习惯，改掉例如吸烟、酗酒、熬夜等不良生活习惯，肯定对患者尽快恢复健康有益。

6. 神经性皮炎

患者周某，男，51岁，医生。颈两侧部患神经性皮炎30余年，从来不敢吃海鲜，不敢喝酒，甚至不敢吃韭菜。患者在北京解放军某总部工作，医疗条件很好。吃过中药，抹过多种治疗皮炎的药物，也服用过很多中西药，效果总是暂时的，很快又复发，且越来越痒。周某为人和善，心态也很好，但颈部的顽疾让他痛苦不堪。后来接受笔者的诊治。见其颈部两侧有2～3处3cm×4cm大小的皮损。颈部后面大椎穴处有一个5cm×7cm大小的皮损，都凸出皮肤，表面鳞屑，有手抓血痕。皮损处与正常皮肤边界稍清。患者舌较胖，两侧有齿痕，舌苔黄腻，脉浮洪，便秘，小便黄等。

经辨证，取曲池、合谷、血海、足三里、三阴交等穴，采取毫针夹持进针器进针，局部围刺，一日一次，仅10次彻底治愈。现患者已能食用辛辣食品、喝酒、吃海鲜等，均无不适。随访5年未复发。

患者庞某，男，45岁，高级工程师。颈后部患神经性皮炎28年，在国内遍访名医，始终疗效不佳，迁延不愈，奇痒无比，十分痛苦，自述每天枕巾上都有血痕。患者还用过美国的外用涂膏，也未能根治。后来见周某彻底治愈，主动求医。他的病情和周某差不多，都是胃肠湿热引起，亦采用同样的配穴方法，只是局部围刺的部位不同，仅10次便彻底治愈。

后来庞某的女儿，19岁，也患此疾。不过以两侧耳郭及外耳道为主，经辨证，除调理肠胃外，加阳陵泉和外关等穴，仅15次即痊愈。随访5年，庞某某父女二人未复发。

2009年以来，采用针灸治疗神经性皮炎79例，均痊愈。

神经性皮炎是以阵发性皮肤瘙痒和慢性增厚，并呈苔藓样变为临床特征的炎性皮肤病，根据发病范围大小而分为局限型和播散型两种。前者损害多局限于颈项、腘、股内侧和阴囊等部位，先觉局部瘙痒，在不断搔抓和摩擦等不良刺激因素影响下，皮肤逐渐增厚，出现多角形扁平丘疹和明显沟纹，即苔藓样变，这是本病症的特征性表现。因阵发性瘙痒而抓伤致病期过长，皮肤颜色加深，播散型表现与局部型相似，但部位更加广泛，可散布于全身，奇痒，中老年人易患此症。

西医认为神经性皮炎的发病原因不明，一般认为是多种因素引起的神经功能失调和机体组织改变所致，如性情急躁和过度紧张者易患此病。中医认为本病发生为风、湿和热邪蕴于肌肤所致，日久风热甚则血虚生燥，经络阻滞，皮肤失于濡养而成。笔者认为，风、湿、邪致肠胃和肺功能失调，吸收和排毒功能减弱，致使机体内个别营养不足和毒素积滞，血虚生燥，经络瘀阻，皮肤失于濡养而成。

7. 激素性皮炎

邵某，女，53岁。主诉：颜面颧部有3cm×4cm大小的对称性深红色斑块，约1元钱硬币厚，表面有少量黄色液体渗出。病史：2年前右侧颧部因蚊虫叮咬后出现一片2mm×2mm大小的红斑，自感痒且影响面容，遂到医院就诊，诊断为"过敏性皮炎"，采用皮炎平软膏外用治疗。涂抹药物治疗15天后，曾一度好转，皮损处痒基本消失。由于害怕复发影响面容，又继续用药几天，原皮损部位和对侧面部同时出现对称性红斑，渐痒，且进行性加重，夜间尤甚。于是自行加大了用药剂量，皮损越来越严重。曾先后就诊于多家医院，分别诊断为"过敏性皮炎""湿疹"等病，建议用艾诺松软膏或泼尼松（强的松）片压碎后拌入凡士林中涂抹病变部位进行治疗，其他口服类药物药名不详。治疗期间病情日趋加重，病变部位逐渐增厚，并出现少量黄色液体渗出，严重影响面容。后曾到中医院采用口服中药和刺血疗法进行治疗，面部红斑曾一度好转，但总体疗效欠佳。后到省内多家三级甲等医院皮肤科就诊，都诊断为"激素性皮炎"，继续采用口服中药、刺血、外敷中药等方法治疗，效果仍然不明显。2006年1月，经人介绍来笔者处诊治。详问病史后，笔者决定采用针刺的方法给其治疗，取合谷、曲池、少商，配血海、三阴交、足三里等穴，结合局部围刺法，采用平补平泻的手法进行治疗，每天治疗1次，每次留针30分钟，以10次为一疗程，疗程之间休息5～6天，再进行下一疗程的治疗。第一个疗程结束后，自感奇痒有所减轻，见患处增厚部变薄，渗出液减少，但患部皮损较针灸治疗前稍扩大，颜色改变不明显，皮损边界稍清。第二个疗程的第7天左右，自感奇痒明显好转，见患部皮肤厚度基本正常，无液体渗出，病变皮肤颜色明显变浅，病变皮肤面积也缩小了约0.5cm×0.5cm。第三个疗程结束后，患部颜色和周围正常皮肤颜色基本相同，基本无不适的感觉。第四个疗程属巩固阶段。经4个疗程治疗后痊愈，随访一个月未见复发。

激素性皮炎是滥用激素或用激素过度引起的类似湿疹样变的皮肤病变，如治疗不当常伴终生，患者十分痛苦。详细询问病史，查看病变部位的特点，常呈对称分布。如诊断不明，继续采用激素类药物治疗，会加重患者的病情，给患者造成不必要的痛苦，甚至会造成严重的后果。笔者认为，在采取其他措施治疗无效或者治疗效果不理想的情况下，不妨采用针刺治疗的方法，可能会得到意想不到的效果。

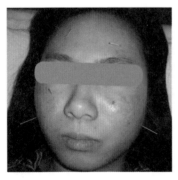 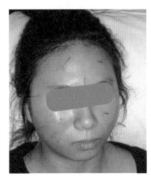 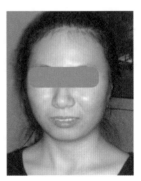

针灸治疗前　　　　　　针灸治疗中　　　　　　针灸治疗后

我叫冀××，今年55岁。大约从2003年起，使用化妆品引起皮肤过敏。开始只在左脸一侧局部发痒、起红疹，后来逐渐扩大到左右脸颊。

从2006年开始，我脸部的红疹越来越严重，发痒也越来越厉害。为治疗脸部过敏，我先后在协和医院、北大一院、北大人民医院、空军总医院、北京中医院等多所医院的皮肤科就诊，还在北京京城皮肤病医院和老家的多所医院多次就诊。西药吃了十几种，中草药吃了十几种中处方，共计300余服，还扎过针、拔过火罐，但一直没有彻底根治。有时用药后好几天，过些日子后又复发。脸部经常红肿、发痒，皮肤表层还感了一层硬壳，非常痛苦，心情很郁闷。

2016年6月下旬，经我爱人的战友介绍，我来到许玉兴医生的门诊就医。许医生详细询问了我发病的起因及发展过程，仔细把了我的脉搏，查看了我的舌苔，初步确诊为激素性皮炎。接着就开始在我脸部、胳膊、手背、胸部、腹部、腿部、脚部扎针，并配合口服天王补心丸，脸部红肿处外用许医生自己研制的一种软膏。令我惊喜的是，扎针、服药的第二天，我的双脸红疹明显减少，也不怎么痒了。坚持一周后，原来满脸皮肤的红疹完全退去，皮肤也柔软了，不痒了。皮肤光滑了，肤色也恢复了正常。

截至目前，许医生共给我扎了9次针，困扰我十几年仍脸部皮肤过敏基本痊愈。从许医生给我治疗皮肤过敏的过程和结果中，我感受到了中华民族传统中医、针灸的神奇。从许医生的身上，我也看到了他精湛的医术和高尚的医德。在我就医治疗的这两时间，我还目睹了多位瘫痪、脑瘫、行动不便的患者，在许医生的精心治疗下，病情明显好转，逐渐走向康复的病例。这更让我对许医生的神奇医术惊叹不已！

患者：龚××

2016. 7. 9

8. 小儿支气管哮喘

多年来，笔者利用针灸配合口服中成药王氏保赤丸的治疗方法，共治疗13例小儿支气管哮喘患者。其中，8例为女孩，5例为男孩。年龄最小的4岁半，最大的15岁，病程1～7年。经过2～3个疗程的治疗，患者全部得到治愈。随访1～6年，无一例复发。

这13例患者，都曾多次在当地各大医院诊治，但始终未能彻底治愈。在多种外因刺激下，患者病情反复发作，迁延不愈，且越发严重，不得不长期使用抗生素、激素、平喘药、气雾喷剂等，给患者身心带来诸多伤害。病痛不但影响患者的生长发育，而且给患者家庭带来极大的精神压力和经济负担。

根据患者的身体情况，笔者选取单侧或双侧合谷、曲池、血海、足三里、三阴交等穴位，采用针灸毫针夹持进针器进针，用平补平泻的手法，配合口服王氏保赤丸（**此药按说明服用**），15天为一个疗程，休息10天再进行第二个疗程的治疗。一般情况下，患者经过2个疗程的治疗，呼吸平稳，喘息基本消失，体重增加1～2千克，睡眠质量明显改善。这13例患者中只有2例治疗了3个疗程后康复，其他的都是2个疗程治愈。

给小儿支气管哮喘的患者进行治疗，宜选在患者哮喘的平稳期开始实施针灸治疗，针灸治疗期间尽量不使用除王氏保赤丸以外的其他药物，尽量减少接触过敏因素，预防受凉感冒等。治疗期间一旦哮喘发作，立即采用西药平喘，但不能间断针灸治疗。另外，针灸前要积极做好患者的思想工作，帮助患者克服恐惧心理，防止因大哭大闹诱发哮喘。如果患者1个疗程后症状明显好转，可适当吃一些肉、鱼、蛋来增加营养。

支气管哮喘是一种常见的发作性肺部过敏性疾病，以阵发性呼吸困难为特点，易发于秋冬季，夏季缓解，任何年龄均可发作。以12岁前开始发病较为常见。现代病理学认为，支气管哮喘主要是对某些物质过敏及精神因素引起气管平滑肌痉挛、黏膜充血水肿、黏液腺分泌增加，使大支气管腔狭窄，导致呼吸困难。

本病中医临床多属于"哮"和"喘"的范畴。中医认为，脾虚气衰、健行无权、饮食不化精微、仅为痰浊、痰浊阻肺、气道受阻，故咳嗽多痰气促、痰气相搏、喉中有啸鸣音，肾阳虚则卫阳不固，所以汗出；肺主气，邪实气壅、肺之升降失常，故而不能平卧，喘性呼吸；肺又为气之主，肾为气之根，肾虚则根本不固，吸入之气不能归纳于肾，就会出现呼多吸少和吸气困难；气为血帅，气行则血行，气虚则血滞，阳气不充，血瘀继发，故口唇、指甲发绀、正气溃败、精气内伤，则有发生呼吸性酸中毒、代谢紊乱和阳气闭脱的可能。

根据上述辨证，笔者取足三里、血海、三阴交等穴，佐以口服王氏保赤丸用以健脾补土，土生金，再配针灸曲池、合谷穴以调大肠之气，强固肺脏，针灸三阴交以补肾虚。

9. 湿疹

由于笔者治疗神经性皮炎、激素性皮肤小有名气，很多湿疹患者慕名而来。粗略统计，近10年患者大约200人。有些患病非常严重，不但有皮损，而且渗出液较多。

湿疹是一种常见的皮肤病，以皮疹的外形、易于渗出、病程迁延、复发倾向为特征。湿疹的临床症状按其发病缓急可分为急性、亚急性和慢性三期。

急性湿疹的损害多形性，初期为红斑，自觉灼热、瘙痒，继而在红斑上出现散在或密集的丘疹式小水疱，摩擦搔抓之后，形成糜烂、渗出创面，日久或治疗后急性炎症减轻，皮损干燥，结痂有鳞屑，而进入亚急性。慢性湿疹由急性或亚急性反复发作演变而来。也有的一发病就是慢性湿疹，常以局限于某一相同部位长期不愈为特点，患处皮肤逐渐增厚，皮纹加深、浸润，色素沉着。主要自觉症状是剧痒。另外，湿疹在不同部位，其皮损形态也有一定的差异：如外耳道湿疹易并发真菌感染；乳房湿疹常见于哺乳期妇女，有皲裂并伴疼痛；发于肛周常有肿胀或糜烂；发于小腿部常溃烂，不易愈合。

西医认为湿疹与变态反应有关，属IV型变态反应，致敏原广泛，如食物、微生物、药物、花粉等。中医认为是由于秉性不耐、风热内蕴、外感风邪、风湿热邪相搏、浸渗肌肤而成，其中湿是主要原因。

笔者治疗湿疹，从六行理论考虑，主要调理胰、胃、大肠、肺经，取曲池、合谷、血海、足三里、三阴交，急性期配外关、神门等穴，采用毫针夹持进针器进针，治疗效果很理想。

例如，患者何某，男，15岁，除遍寻国内著名医院医治外，还曾到中国台湾、日本等地医治，效果不著，且愈来愈重。患者母亲描述，孩子已不能上学，每天情绪十分低落，多次跟父母说，若再不能治愈，就不想活了。父母十分恐慌，每天担心孩子会做傻事。后经朋友介绍，求笔者诊治。患者满脸及周身都有皮损，且有渗出液，尤其是面部很严重，腘窝、肘窝、腹部亦十分严重，双眼分泌物很多，且畏光等。这也是笔者见过的最严重的湿疹之一。

检查完患者后，又听取了他在别处的治疗经过，要求他停用所有的外用药和内服药。孩子和家长都很配合，对笔者深信不疑，也给了笔者信心和鼓励。根据笔者提出的六行理论，辨证后取曲池、合谷、血海、足三里、三阴交、外关、晴明、太冲等穴，因其舌较胖大、舌苔黄又睡眠不好，加服天王补心丸。

针灸治疗3次后，效果明显。患者自觉睡眠明显改善，瘙痒改善很多，皮损部渗出明显减轻，皮损缩小。患者及其家属看到这种情况，十分高兴，更增加了治愈的信心。治疗15次后，皮损已基本愈合，只是色素沉着消退不大明显。治疗1个月后，患者已基本痊愈。患者全家都十分高兴，患者的妈妈，一位著名的教师，热泪盈眶，当场要给笔者下跪表示感谢。后来，患者回到家乡2个月后，突然又联系笔者，说有些复发，笔者听了很诧异。笔者见其还是眼睛周围为主，整个眼睛周围又有红肿，皮损有渗出，笔者调整了几个穴位，让患者服用羊肝明目丸，仅20次后痊愈。随访一年，再未复发。现在患者已恢复学业，家庭生活其乐融融。

还有一位患者，王某，女，6岁，鞍山人，患的是变异性皮炎，曾是北京某医院与日本交流治疗的患者之一。2010年，通过别人介绍，找笔者求诊。查看患儿，见患儿全身皮肤粗糙，抓痕明显，以面部、双手及双脚较严重，唇周围尤为严重，每天早上起床后皮肤脱屑严重。患儿妈妈描述，孩子要上学了，必须尽快治愈，才能不影响学业。

辨证后决定取用与治疗湿疹一样的穴位。同时让患者服用王氏保赤丸，停用其他的所有药物，并嘱患儿不能吃海鲜、不喝饮料等。仅治疗10次，患儿便明显好转，患儿家长十分惊讶！又治疗10次后，患儿面部病损部位明显好转，抓痕明显减少，但双脚及手心部缓解不明显。因孩子要回家上学，征求笔者意见后，寒假期间继续治疗了15次，效果明显。为了巩固疗效，家长暑假又带孩子来治疗半个月，至今未复发。现在患儿已经出落成一个充满青春活力的中学生了。

中医大家们一直强调脾胃是后天之本、肾是先天之本。笔者认为脾胃不仅包括胰、胃，而且也包括现代医学中的脾和淋巴系统。笔者在前面讲过，古人之所以未发现胰，可能受当时解剖和认知等条件限制，这绝不能责怪古人。但前人十分聪明，总结了特别经典的话，即肾是先天之本，脾胃是后天之本。

细思之，大到一个国家、社会，小到一个家庭和个人，甚至每个生物体，如果食物和安全出了问题，不就危险到极点了吗？正如一个国家，军队不强大，国民生活安全得不到保障，肯定是民不聊生。食物得不到供应，出现饥荒，也是特别可怕的。所以，脾和淋巴系统正如军队系统，必须先保障生物体的安全，其他系统才能正常运化。胰、胃等正如国家的后勤供应系统，只有供应充足了，机体有足够的营养，才能更加强壮。同时脾、三焦系统也才能各司其职，所以智慧的中华先哲们给出肾是先天之本、脾胃是后天之本的保健名言。

总之，六脏六腑，在自然规律中运行，以心神为统帅，严格有序地运化，一旦有某脏或某腑受外邪而失其运化，则为病矣。故中医治病的理念讲阴阳平衡，是符合自然规律的。自然界存在的条件是信息、物质和运动。人是自然界的产物，也是宇宙的缩影，所以人体和世界万物一样。人体内各种元素的含量和地球应该是相似的，如果某些元素的含量过高或过低，超出了区间范围，就不平衡了，也就不健康了。这种情况，无论是中医还是西医，只要能使其恢复到正常区间范围，都是好的治疗方法。

笔者在治疗神经性皮炎患者或湿疹患者时，他们通常会问"为什么您治疗这类病效果这么好？""这些病又是怎么回事？"等一连串的问题。笔者只能用中医取类比项的方法解答他们的提问。笔者解释说，神经性皮炎像一块良田被多人踩实了，又受到风热长期侵袭，局部任何庄稼、小草都不能成活生长。笔者治疗主要是把这块地犁耕一下，然后从周围引上水源，这样这块地就具备了种子发芽、成长的基本条件，当然病就很快痊愈了。湿疹就像地面凹处由于诸多原因积了水。水多了，受外界不良因素影响，就产生了很多微生物，时间长了，这些积水就变质了，变臭了，所以皮肤表面就溃烂，奇痒无比。现代医学的治疗方法大多还是很有效的，但有一部分始终难以治愈，且愈来愈重。对于他们的治疗方法，可以这样打比方，看读者能否理解：针对这些因常年积聚而变质的臭水，现代医学首先采取投消毒剂杀菌杀毒，再用网捞净臭水里的死尸，然后再放清洁剂，这样很快就控制住了，短期效果非常好。时间一长，问题又来了，用上述方法处理的水又变质了，又滋生新的微生物。因此，病又复发且变严重了，怎么办？再用同样的方法，继续清理，几次之后，就不灵了。因为水中投放的消毒剂太多，又破坏了局部及全身的平衡，所以，病反而更加严重了。这种方法对一些患者不但不灵验，反而有害。

　　而笔者是这么处理的，同样是一潭死水，笔者也先用杀毒、过滤的方法，使其清洁；然后，也是更重要的，是给这潭死水引个水源进来，再开个渠让它流入沟河大海，这样把它变成活水。常言道，流水不腐、户枢不蠹，讲的就是这个道理。但是，任何方法都是有局限性的，笔者用这种方法治疗，也有极少数效果不大理想，也属正常。如果一种方法是万能的，那也是不大现实的。

● 脸部湿疹

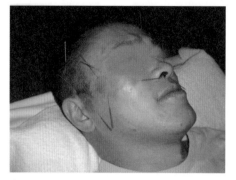

针灸治疗前

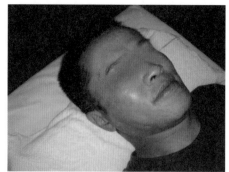

针灸治疗后

● 手部湿疹

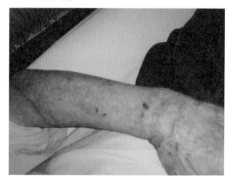

针灸治疗前

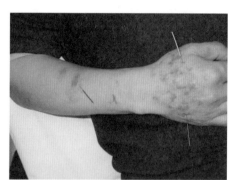

针灸治疗后

● 儿童湿疹

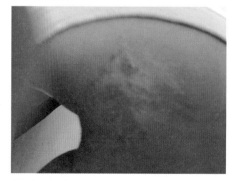

针灸治疗前

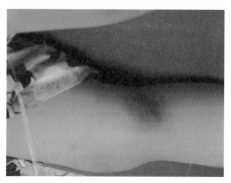

针灸治疗中

● 多型红斑

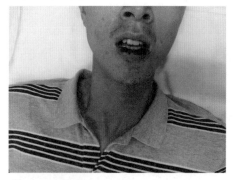

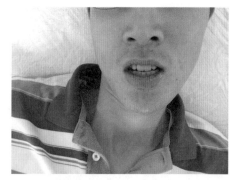

针灸治疗前

针灸治疗后

● 严重湿疹

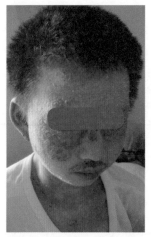

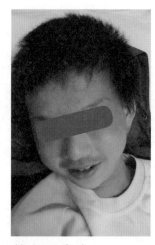

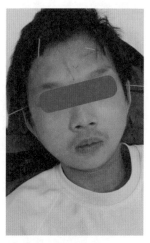

针灸治疗前

针灸治疗中

针灸治疗后

10. 双侧面瘫

面瘫是以颜面表情肌群的运动功能障碍为主要特征的一种常见病，其特殊表现是起病急骤。不少患者睡觉前毫无异常，但起床后洗脸、刷牙时忽觉不能喝水与含漱，或者自己并无异常感觉，被他人察觉。其典型表现是，患侧口角下垂、健侧向上、歪斜上下眼睑不能闭合，发生饮水漏水、不能鼓腮等功能障碍。

现代医学认为本病病因不明，可能由于某种病毒感染，使神经鞘膜发生炎症、水肿；可能是因寒冷引起营养面神经的血管痉挛，导致神经缺血和毛细血管损害，而发生水肿；也可能是因风湿性面神经炎、茎乳突孔内的骨膜炎引起面神经肿胀、受压、血循环障碍而致病；也有人认为与遗传及血管压迫等因素有关。

现代医学对本病的治疗可分为急性期、恢复期、后遗症期三个阶段。急性期主要是控制严重水肿，采用激素、阿司匹林、红外线照射和抗病毒等。慢性期主要是恢复神经传导和加强肌肉收缩。口服维生素B_1、维生素B_{12}、地巴唑等。后遗症期指的是2年后仍不能恢复者，必要时，可进行手术治疗。

中医学称本病为"口僻""吊线风"，产生的主要原因是正气亏损、脉络空虚、卫外不固、风邪乘虚而入脉络、经气流注失常、气血痹阻、经筋失于濡养、纵横不收而致等。

下面介绍一例双侧面瘫患者的治疗病案。

患者杜某，男，35岁，河北省武安人，以"双眼睑闭合无力，口角下垂5天"之主诉。初步诊断为"双侧面神经瘫"，曾在北京某医院住院治疗，因住院治疗效果不著，经人介绍来笔者处诊治并要求针灸治疗。

先摘录杜某在北京某医院住院的病例如下：

患者述于入院前5天无明显诱因，刷牙时出现口角流水，上部活动不灵活，无法做龇牙、吹气、吐口水等动作，病情逐渐加重。入院前3天出现咀嚼困难，鼓腮时漏气，食物滞留于颊齿之间，伴双侧眼闭合无力，不能皱眉，无听觉过敏、味觉减退、耳后疼痛，无头昏，无恶心、呕吐，无耳鸣、听力障碍、意识丧失、肢体活动障碍及抽搐等症状。曾就诊于当地医院，行头颅MR检查未见异常，诊断为"面神经麻痹"。具体治疗不详，无明显好转，为进一步治疗而来我院。门诊以"面神经炎"收入院。平素身体健康，入院神经检查，双侧面部痛觉、感觉无减退，双侧颞颊肌肉无萎缩，双侧颞咬肌正常。张口下颌无偏斜，双侧角膜反射对称存在。下颌反射无亢进，皱额蹙眉双侧额纹变浅，闭目无力，双侧鼻唇沟变浅，示齿、鼓腮查体不合作，吹哨双侧口角漏气，舌前2/3味觉存在，舌肌无萎缩，未见舌肌颤动，伸舌居中。行头颅增强MRI未见异常。腰穿提示中枢神经系统有感染。给予阿昔洛韦抗病毒、地塞米松磷酸钠对抗炎症反应等。经入院对症消炎、抗病毒、针灸等治疗后，效果不明显，遂出院。

笔者查诊时见患者额纹及双侧鼻唇沟消失，双眼裂变宽，不能完全闭合，不能鼓腮、吹气，不会笑和微笑，面具型脸，自述面部无力，吃饭时塞食物较重，喝水时漏水严重。详细询问病史后得知，患者于凌晨1时左右外出干活，在野外搬重物到凌晨4时才回家，当时出了很多汗，外面天气又十分冷。第二天傍晚感到肩部、后背、腰腿疼痛难忍，只吃了些感冒药，几天后上述症状消失。过了7日，早晨刷牙时感觉嘴漏水、面部不适，且症状逐渐加重，说话逐渐吐字不清等。细致查体后，经过辨证认为是受风寒之邪侵袭，脉络空虚，邪气侵袭督脉、阳明、少阳脉络，以致经气阻滞、经筋失养、筋肌纵缓不收为病。

笔者决定对患者进行针灸治疗，取双侧四白、阳白、地仓透夹车、医风、百会、行间、合谷等穴，采用针灸毫针夹持进针器进针，平补平泻，一日一次，连续20天。经笔者20次针灸治疗痊愈。在针灸治疗过程中，头3天患者即感觉眼睛能闭合，不再流眼泪，不再流涎。10天后患者已不感塞物，能鼓气，喝水已不漏水，额纹和鼻唇沟逐渐恢复可见。到第16天时，不适症状已基本消失，额纹、鼻唇沟已清晰可见，表情自然。巩固4天后停针。随访3个月，患者感觉良好，无任何不适感。

有资料显示，双侧都发生过面瘫的患者仅占全部面瘫患者的5%左右，双侧同时发病的就更加罕见了。针灸治疗这类病效果十分显著，望广大同仁在诊断明确的情况下，给患者采用针灸治疗。

11. 外阴白斑

患者居某，女，17岁，在校高二学生。经人介绍来笔者处治疗。详问病史后，知其患外阴白斑8年余。经北京多家医院诊治，病情迁延不愈。其家长曾长期带患者接受火针治疗，具体治疗过程和用药不详。

笔者经过望、闻、问、切后，认为诊断明确，治疗也没有太大问题。笔者接诊后，主要是调理加强后天之本，同时疏肝并通调任脉等。取合谷、血海、三阴交、太冲、足三里、中极等穴，采用针灸毫针夹持进针器进针，平补平泄，每周针1次或2次。仅用8周，即痊愈。随访一年未复发。

患者本人及其母亲曾对笔者说，在别的地方治疗，受罪很大。在笔者这里，仅用细细的银针，效果就如此之好，这种方法应大力推广，让更多患者感受中医针灸的神奇疗效。2016年6月22日，患者母亲给笔者打电话报喜，说孩子高考考得很好，病也完全好了，真心替她高兴。

外阴发痒，阴部皮肤和黏膜变白、变粗或萎缩的病变称为外阴白色病变，也称外阴营养不良性疾病。临床常见的有硬化性萎缩性苔藓、外阴皮炎、外阴白斑、外阴非典型增生等。患者常感到痒，甚至奇痒难忍，时有灼痛感，阴部皮肤变薄变脆，有时皲裂、肥厚，有时会发生溃疡。因奇痒难忍，甚至影响工作、学习，还有少数患者演变为癌。

本病的发病原因不明，局部神经血管营养失调可能是发病的主要原因。

本病西医治疗是外用0.5%~1%丙酸睾丸素鱼肝油膏，亦可以服用铁剂、维生素等。

中医称本病为"阴痒""阴蚀"等。中医认为肝藏血、肾藏精，肝肾不足、经亏血少，阴部为肝经所过，肝肾亏虚不能滋荣阴器而致。胃肠虚弱、气血不足、生风化燥而致阴痒。皮肤干燥皲裂、胃肠虚生湿、湿郁化热、湿热下注、热蕴阴部肌肤，致阴肿阴痒、情志不畅、心烦肝郁气滞。气血运行不畅，阴部肌肤失荣，致阴痒难忍，肤燥干裂。

12. 斑秃

患者朱某，男，45岁，中国科学院研究员。经人介绍来笔者处求诊，见其本人基本没有头发，已经在北京几家医院治疗两年未见效果。患者从事科研工作，又为人师表，很是痛苦。

患病后由于头部正常毛发越来越少，他为了治疗，又剃了光头。患者愿意接受针灸治疗。笔者见患者舌苔黄不腻、脉洪、便秘、小便黄，遂取风池、三阴交、肾俞、血海、太冲、委中等穴，采用围刺，每周治疗1次，采用泄法。治疗第三次时，患者感便秘好转，舌苔黄变浅，对光看脱发区，已有毳毛出现，笔者向患者说明有希望了，让患者放宽心。患者也很有信心，他很信任笔者，并跟笔者说："许医生，您给我在后面留一小块，别扎，要是别的地方头发都长出来了，只有留下的这块没长，我就更佩服您了，更相信中医了。"于是，笔者就给他留了大约1cm×2cm大的一片，3个月后，别的地方头发都长出来了，只有留下的这一片还是油光的。后来他为了感谢笔者，带着他的学生与笔者聚会，并告诉他的学生，搞科研就应该像许医生这样，心里有底、说到做到。虽然这只是小事，也说明中医是科学的。

还有一例，也是普秃。患者王某，女，15岁，大连市第二十四中学学生。患者也是托人找到笔者处治疗。患者来就诊时，虽然已经是5月了，但是她戴了一顶深深的帽子，且不爱言语、双目无神、面色焦黄，说话声音也小。后来她父母在一旁介绍病情及在其他地方的治疗经历。她父亲是位军人，人很豪爽，其母也善交谈。待患者把帽子摘下来。整个头上一根头发都没有！怪不得小姑娘那么惆怅！笔者一边安慰她，一边给她诊治。见她脉沉数、较弱、手脚凉、舌胖、舌边有齿痕、苔白、失眠较重，看来是精神紧张、思虑过度所致。笔者于是安慰她，会好的。又问她怕不怕扎针。她说怕，但只要能治好病，扎针也能接受。

其实，患者之前已在大连、天津、北京等地采用中医多种方法和手段治疗，均无效。所以，患者感觉到治不好了，精神压力非常大。笔者跟她边聊天边取穴施针。她并无不适。取百会、外关、后溪、风池、肾俞、心俞、三阴交等穴。因患者是学生，每周针灸2次，并口服附子理中丸等。4周后，头上已有毳毛；10周后，软软的头发全长出来了。随访3年未复发。后来孩子还考上了北京某大学。

脱发为一种常见疾患，主要有斑秃、全秃、溢脂性脱发等。斑秃系局限性斑状脱发，骤然发生，过程徐缓。其特点为病变处头皮正常、无炎症、无自觉症状，常于无意中发现，头部有圆形或椭圆形脱发斑。秃发区边缘的头发较松，很易拔出，斑秃的病程可持续数月至数年，大多能自愈。但也有反复发作的，斑秃中有5%～10%的病例在数天或数月内头发全部脱光而成全秃。少数严重者可累及眉毛、胡须、腋毛、阴毛等，全部脱光的称为普秃。

本病病因尚未完全清楚，目前多数认为与内分泌及遗传等因素有关，如雄性激素增多，血管功能紊乱，免疫功能异常。

中医认为血虚不能随气营养肌肤，以致腠理不密，毛孔开张，风邪乘虚侵入，风盛血燥，头发失荣，发枯而死。另外，情绪抑郁，劳伤心脾，影响生化之源，也有一定关系。

笔者曾治疗多例脱发患者，除辨证施治外，解除其精神负担至关重要。

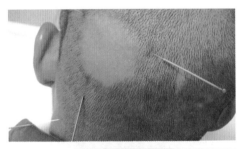

针灸治疗前

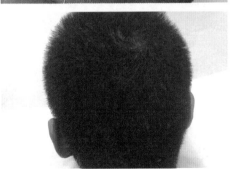

针灸治疗后

13. 硬皮病

患者，张某某，女，28岁，工程师，本单位工作人员。2010年12月，后背部皮肤感觉不适，前来就诊，其家人认为是普通的神经性皮炎，而找笔者施治。查体后，见后背两肩胛间稍向下有5cm×7cm大小皮肤异常，主要表现为轻度变厚，皱纹消失，表面亦有鳞屑附着，皮肤颜色变暗。

初步认为这不是一般的神经性皮炎，可能是硬皮病，建议她到上级医院会诊。会诊后，经活检证实，是硬皮病。医院告诉她本病目前无特效疗法，要定期复查，要重视。患者压力非常大，笔者也了解此病的危害。患者对笔者深信不疑，恳求笔者用针灸疗法给她医治。笔者取大椎、命门、肺俞、合谷、足三里、三阴交等局部围刺。10次为一个疗程。疗程间休息1周。第一个疗程后，有好转，鳞屑基本消失。第二个疗程后，患者感觉局部皮肤明显好转。第三个疗程后，局部出现弹性，与周围皮肤相近，遂停止治疗。嘱患者每天早晚局部按摩，后患者到上级医院复查为临床治愈，随访5年未见复发。

本病是以皮肤进行性水肿、硬化，最后发生萎缩为特征的一种结缔组织病，临床上分为局限性和系统性两种。局限性硬皮病只限于皮肤，呈片状、带状或点状损害，多发生于头面、颈部及肢体等。系统性硬皮病根据病情轻重，又分为肢端性和弥漫性两型。实质上，两者属同一病，主要不同点在于肢端型硬皮病开始于手、足、面部等处，受累范围相对局限，进展较缓，愈后较好。

本病的临床表现，早期皮肤紧张变厚、皱纹消失，呈外凹陷水肿。皮色苍白或淡黄，随着病情发展，皮肤变硬、表面蜡样光泽、很难用手提起，患处皮肤无汗、毛发脱落、色素沉着，间有感觉异常，并可产生手指伸屈受限、面部表情固定、口眼张闭困难、胸部紧束感。病至晚期皮肤萎缩变薄，如羊皮纸样，甚至皮下组织及肌肉亦产生萎缩及硬化，紧贴于骨骼，指端及关节处易出现难愈性溃疡。内脏受累则有吞咽困难、呕吐、腹泻、心律不齐、心力衰竭、呼吸困难、肌肉萎缩而无力、关节炎、高血压等症状，严重时可因急性肾衰竭而死亡。

现代医学认为此病属自身免疫病，对本病尚无特效疗法，主张去除感染源、加强营养、注意保暖、加强体育锻炼，还可酌情选用按摩等。

中医认为此病属皮痹、落劳的范畴，脾肾阳虚、卫外不固、腠理不密，加上风寒湿邪乘虚而入，阻于经络肌表血脉之间，以致气血运行不利、营卫失和，出现皮肤硬化如皮革状，筋失所养，则口眼开闭不利，手僵足挺，重则如尸蜡，总之，与风、寒、湿邪有关。

本例患者属局限性硬皮病，诊断正确，治疗及时。看来针灸治疗不失为一种好方法。但这只是个案，不能说明针灸一定能将此病治愈，还有待于继续研究，希望广大同仁可以试用。

14. 双髋关节半脱位

患者，张某某，女，9岁，新疆石河子人，因不能上蹲便，以及十分厌烦上体育课，老师告诉家长后，才引起家长的重视。新疆乌鲁木齐某医院确诊为脊柱侧弯。为明确诊断和治疗，家长便带患儿到南京某医院就诊，同样诊断为重度脊柱侧弯。于是又到上海某医院，诊断为双髋关节半脱位，认为脊柱侧弯主要是双髋关节半脱位引起的，属于先天性髋关节发育不良引起。追述病史，患儿2岁时有斜颈，曾在当地医院做过斜颈手术，总之，上海的这家医院诊断十分明确，要求患者在10岁之前必须做4次手术，即关节复位和取出钢钉等，让患儿家长立即准备。这下平静的家庭一下子就乱套了。他们经过慎重考虑，决定还是先到北京会诊一下，同时筹备钱财。到北京后，短短几天，共看了六家知名大医院，其中四家与上海某医院专家的意见一致，其余两家不建议手术，觉得可以保守治疗，实在不行，再做手术也不迟。后来患儿家长找到笔者，征求笔者的意见，笔者知道家长的矛盾心理，他们肯定也倾向于做手术。仔细查看了各种检查资料，详细地查体，并告诉其家长，依笔者的意见，患儿可以不做手术，很可能是大脑发育迟缓或不良引起肌肉群不协调而导致的双髋关节半脱位。治疗的关键在于健脑和缓解局部肌肉的紧张，使其达到协调平衡。患儿家长见笔者这么肯定，心动了，想试试。当时患儿的一般情况是这样的：自然站立时，双脚呈内八字，走路时更明显；下蹲时整个身体后仰且躺倒；面部左侧偏小，不能做单腿站立的动作，更不能做立定跳远的动作。

据患儿母亲回忆，孩子走路时，像只鸭子，以为是胖的问题。另外，孩子喜欢让大人牵着手走路。看来家长是多么粗心啊！当时六家医院都开出了不能参加体育活动的证明。

根据患儿当时的病情，笔者取百会、玉枕、大杼、肾俞、环跳、承山、阳陵泉、三阴交等穴。每日1次，行补法治疗，并手法松解腹股沟和臀部肌肉群。神奇的效果让患儿父母眼前一亮。治疗后，让患儿蹲起，她居然做了3次，但第四次后仰摔倒了。这让患儿家长充满了信心。患儿家长决定让孩子在笔者这里试治一段时间。10次后，患儿小腿走路自感有点劲了，但是还不能做蹲起，不像第一次那样效果好。针灸20次后，患儿偶尔能蹲起。针灸30次后，患儿蹲起次数稍增加，但还是不行。35次后，患儿回家上学，嘱其每天按摩双下肢肌肉。

其间，患儿家长经常电话联系笔者，说明病情进展情况。到寒假，家长又带孩子来找笔者继续治疗。针灸治疗1个月，到北京某医院复查，诊断认为双髋关节半脱位有所好转，这增加了患儿及家长的信心。就这样，共6个假期他们都来进行针灸治疗，并每次都到北京同一家医院找同一位专家复查。CT检查显示情况越来越好。那位专家说，效果非常好，并开出证明，她完全可以正常参加体育活动，就这样患儿避免了4次大手术。现在孩子发育正常，脊柱也不侧弯了，双髋归正常位了，面部也基本对称了。用他们的话说，中医针灸真的很神奇！

对于本例患者，看似脊柱侧弯和双髋关节半脱位诊断很明确，但笔者从中医整体观念考虑，应该是肌肉群和筋膜及经筋的不平衡所致。按照笔者提出的六行理论，首先考虑胰胃经和肝胆经及任督脉等通行不畅，更重要的是考虑大脑的发育问题。既然人体的生命本原是"水"和"气"，大概"脑"和"生殖器官"等就是其他五行经过"气化"的最高产物和上升的结晶，故治疗更应该全面考虑，万不可头痛医头、脚痛医脚。所以对本患者，笔者首先考虑疏六脏通六腑，这样才能使大脑发育得更好。

15. 带状疱疹

患者张某，女，53岁，河北籍，经人介绍前来求医。只见患者表情痛苦，身体消瘦，在别人的搀扶下缓慢进入诊室。进行查体时，见患者左侧腰部以下直到脚底部有大量疱疹，臀部及大腿内侧包括左侧会阴部疱疹大量融合。有很多疱疹流黄色液体（见图片）。患者自述患病1个多月来，疼痛难忍、彻夜难眠。虽住在驻京某医院，输液、理疗、外涂膏剂、口服止痛药，未见任何好转。人已消瘦了7500克之多，极度痛苦。见患者病情十分严重，便安慰她。她因以前找笔者治过腰痛，对笔者十分信任，所以只喊："许医生，赶快救救我，我快痛死了……"

一边安慰她，一边给她针灸，取双侧外关、三焦俞、健侧大肠俞、合谷、夹脊穴（相应）、三阴交、血海等，行平补平泻法，并嘱患者放宽心，会好的。没想到的是，患者竟然在施针过程中睡着了，待过了40分钟，患者醒了。笔者给她拔了针，嘱其连续服用医院开具的抗生素和抗病毒药，可以不用外涂膏剂。拔针后，患者说疼痛减轻了很多，也感到头脑清醒多了。治疗18天后，患者彻底治愈（见对比图片）。随访1年，未有复发，患者也没有留下后遗症。

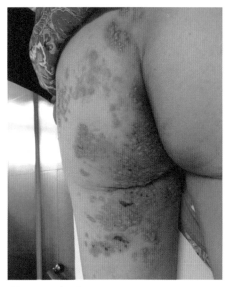
针灸治疗前

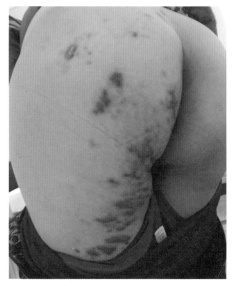
针灸治疗后

另一例典型患者是一位67岁的女性，2012年春节到海南旅游，感发热和腿部痒痛，在海南某医院就诊。因过节，医院皮肤科医生未值班，别的科室值班医生误诊为皮肤过敏，开了一些抗过敏的药，结果患者病情越来越严重。过了几天，患者只好结束旅游回京治疗，在驻京某医院住院治疗，具体治疗方案不详。结果不但皮疹未控制住，患者静息痛越来越明显，所以找人来笔者处诊治。她当时的情况虽没有上述张某严重，但也比较重。笔者根据她的病变位置，取外关、三焦俞、合谷、血海、足三里、三阴交、阴廉等穴，仅10次就治愈。随访3年，未见复发，也没有留下任何后遗症。从上述两例及众多不太严重的带状疱疹的治疗来看，利用中医针灸治疗效果确切，且很少留后遗症。

在笔者提出的六行理论中，外关属于"脾经"，和"三焦经"相表里，所以取外关和三焦俞。解剖学中的脾是人体最大的免疫器官，故应该与三焦经相表里。笔者在前面中医理论篇已有很详细的描述，所以取外关和三焦俞是用来调节人体免疫力、提高抗病能力，即提高正气的。

现代医学认为，带状疱疹是由水痘—带状疱疹病毒感染所致，沿单侧周围神经走行分布的簇集水疱性皮肤病，俗称缠腰龙。因有神经痛的特点，老年患者尤其疼痛较重，常引起恐惧心理。皮损特点是初为红斑，在红斑上出现群集分布的小丘疱疹或小水疱，粟粒、绿豆或花生米大小，疱壁厚，顶平或中心有脐窝。疱液由清亮渐变浑浊，偶为血疱，严重时可有大疱或局部坏死。好发于胸背、腰股、骶尾和头面部，伴有神经痛，年龄越大越严重。疼痛可发生在皮损出现之前1～2周，也可与皮损同时出现，有时治愈后还留有后遗症等。

西医主要是抗病毒、止痛、补充维生素等治疗方法。

中医认为心火妄动、三焦风热乘之，发于肌肤以及肝胆火盛，另因肺湿内蕴，外受毒邪而诱发。疼痛原因是毒邪化火，与肝火、湿热搏结，阻于经络，气血不通，不通则痛。

总之，本病诊断很明确，治疗不难。采用中西医结合的方法治疗，会有更好的效果。

16. 产后阴部疼痛

患者杨某，女，25岁。在医院顺产一男婴后，感会阴部疼痛剧烈。住院一周后，仍未能缓解。用她家人的话说："走着进的医院，生了个大胖儿子，全家高兴，结果却被抬着回家。"患者不能翻身，更不能坐起，大小便只能在床上，异常痛苦。更不能翻身给孩子喂奶，愁坏了家人，也愁坏了患者。

迫于无奈，患者家人让笔者去试着治疗。笔者查体时，根本不敢碰触患者大腿根部。患者若想侧翻个身，必须在三个人的同时帮扶下才能完成，简直可以用鬼哭狼嚎来形容。笔者当时看到患者这样，恨不得马上把她的病痛除掉，让她可以好好喂养孩子。笔者仔细查看了病情以后，考虑是生产导致的耻骨分离引起的疼痛，于是取中极、阴廉、冲门、太冲、三阴交、太溪、上髎等穴，行平补平泻法，并取百会穴以提阳气。待笔者针灸结束拔针，虽然只留针20分钟，奇迹出现了。当笔者让患者自己翻身从床上起来时，患者还不敢。笔者鼓励她起来，她慢慢地翻身站起来了。她一站起来，马上就扑到妈妈怀里抱头痛哭，并哭着说："我能站起来了，我能站起来了！"特别是她妈妈要给笔者跪下，她爸爸也流下了激动的泪水，她爱人更是喜极而泣，当时的场景非常让人动容。利用中医针灸为患者解除痛苦，作为一名医生，笔者当然十分欣慰。后来又连续治疗10次，现在患者一切正常，无任何不适。

真是无独有偶，过了半年多，杨某的闺蜜生孩子，又出现了这种情况。第二天，患者就联系笔者，和医院协调好，让笔者过去，仅扎两次针就彻底好了。

看来正确运用针灸，止痛效果是非常迅速的，且疗效肯定，望能引起广大医务工作者的重视。

17. 先天性颈椎病

患者唐某，女，43岁，原北京卫戍区军属，颈部明显不适10年余。曾在北京多家医院就诊，多次接受按摩、正骨、理疗等，自感时好时坏，且病情逐渐加重。北京积水潭医院X线片显示，第三、四节颈椎先天性融合。2011年4月25日，经人介绍来笔者处接受针灸治疗。患者告诉笔者，她在别的医院扳脖子后，当时感觉轻松些，但很快就越来越重，后来就不敢做了。特别是知道第三、四节颈椎先天性融合后，医生嘱其绝不能再扳脖子了。

笔者听后沉思了良久。是啊！中西医结合太重要了。有些病用中西医结合的方法治疗，能达到事半功倍的疗效。既减轻了患者的痛苦，又减少了就医的花费，岂不是一举两得。有的中医只靠经验，排斥西医，造成治疗效果不理想或出现一些低级错误，非常不可取。

本例患者，经辨证后取双侧玉枕、大椎、大杼、单侧列缺、后溪和单侧涌泉，采用上述配穴治疗10次后，患者感明显好转。隔20日后，继续第二个疗程，患者感觉活动自如，痛楚不适感明显消失，一般状况明显好转。随访2年，患者自述感觉很好。

一般的颈椎病较常见，像这种先天性的两节颈椎融合实属罕见。笔者取大杼和涌泉，根据笔者提出的六行理论，考虑到患者的病是先天不足引起的，需固肾强骨，大杼是骨会，故取之。上述病例，供同仁参考。

18. 腿酸胀麻木

患者刘某，男，52岁，本单位同事的同学，于2010年4月23日来笔者处诊治。患者自述左腿麻木4年余，既往有甲亢病史，平时喜欢运动和听音乐。4年前因钓鱼不慎扭伤左腿，两天后左腿渐感麻木沉重，日渐加重，严重影响工作和生活，静息时麻木尤甚。患者曾到北京多家医院诊治，行CT、磁共振、腰椎穿刺等检查。患者行中西医治疗多次，也做过针灸、按摩等治疗，效果不满意。

笔者在了解他带来的多种病例和检查单及服药情况下，详细检查患者。经辨证后，笔者认为是扭伤致经络阻滞、气血运行不畅所致，取大肠俞、上髎、环跳、风市、足三里、阳陵泉、绝骨、太冲，用深刺，强刺激。起针后，患者即感效果明显，麻木感减轻很多。笔者嘱其停用其他一切药物和治疗，改服迈之灵，每次2粒，每日2次。仅治疗10次，麻木症状完全消失，恢复正常。因酷爱音乐，他又吹拉弹唱去了，还经常说要给笔者表演一段。随访2年，病情未见复发。

治好了刘某的病，特别是经同事的不经意宣传，我们单位的退休老司机郑某也慕名而来了。郑师傅，男，63岁，也是感到左腿麻木，并伴痛20余年，加重2年，经常服用止痛药，也经常理疗及外敷伤湿止痛膏，自感效果一般。因笔者当时刚调入单位1年，彼此并不了解。他听说笔者治好了刘某的疑难杂症，就直接找笔者帮他治疗。他进来时，一瘸一拐的，还拄着拐杖，人很胖，说话声音洪亮。笔者详细检查后，取和刘某基本相同的穴位，也是深刺和强刺激，仅治疗10次即愈。随访2年病情未复发。

郑师傅可能是长期开车，左腿受风邪致使经络阻滞、气血流通不畅而致，所以笔者采用驱风祛邪、通经络治疗很有效。笔者后来又治疗了20多例相似的患者，除2例减轻不明显外，其余皆治愈，效果肯定。

19. 不孕症

患者，王某，女，30岁，工程师，有习惯性流产病史，已经流产多次，夫妻二人盼子心切，到北京几家大医院检查、治疗，发现HCG水平很低。当时专家建议注射孕激素和黄体酮，但是几个疗程过后，仍然不能达到满意效果，行试管婴儿术都不够条件。

这是笔者于2009年调入北京6个月后接诊的第一位这类患者。看到他们两口子企盼的眼神，笔者就抱着试一试的态度为他们治疗。首先判断男方没有任何问题，那主要问题就出在女方。笔者见其脉细、沉、舌苔白，患者常腰痛，有轻微的痛经史。经辨证后，取内关、合谷、足三里、气海、中极、三阴交、血海等穴，同时口服同仁堂生产的安坤赞育丸。治疗2个月，共针灸了30次，王某突然告诉我怀孕了，真是喜从天降。

怀孕1个月后感觉很好，2个月后感觉很好，3个月后，感觉依然很好。医院检查各项指标正常。小两口分外高兴，足月顺产一男婴。到今年笔者写此文时，小孩要上小学了。

截至目前，经笔者治疗，已经有17位患者顺利地生下孩子。笔者也被他们称为"送子观音"，真的不敢当，他们应该感谢自己相信中医，更应该感谢中医给他们带来的福音！

连续自然流产3次以上，称为习惯性流产。每次流产往往都发生在接近上次堕胎的月份。《明医杂著》记载："若前次三个月而堕，则下次必如期复然，盖先于此时受伤。故后至期必应，乘期虚也。"其临床过程与先兆流产相同，病因与黄体功能不全、甲状腺功能低下、先天性子宫或宫颈发育异常、宫腔粘连及子宫肌瘤等有关；有的还与染色体异常有关。中医认为，先天不足、复损于肾气，以致不能荫胎系胎；或脾虚中气亏损，化源匮气，以致不能摄养胎元；或素体阴虚，因妊益虚，内热伤胎，以致屡孕屡堕。排除男性原因外，则宜补肾健脾，养血固冲调治，同时还应调节情志等。

患者王某属于中气亏损、宫寒所致。中医向来对不孕症很重视，《黄帝内经·素问》曰："女子二七而天癸至，任脉通，太冲脉盛，月事以时下，故有子……"说明受孕的机理有赖于肾气旺盛、真阴充足，气血和顺、经脉通畅。这里所谓"天癸"者，是泛指与人体性腺发育有关的各种内分泌功能活动。这些内分泌腺机能协调，才能冲任充盈，天癸至而不竭，而肾气盛衰直接影响生殖功能。因此历代医家都把补肾作为治疗不孕症的重要措施。故其内因是禀赋虚弱、肾气不足而冲任亏损，气血失调，外因为风寒侵袭，或瘀阻胞络所致。其中，寒、湿、痰、瘀又相互关联，互为因果，造成不孕症错综复杂的症候特点。

笔者所治疗的另16例，原因也不尽相同，根据她们各自的症候特点，运用辨证论治的方法，分别采用温肾暖宫、滋肾养阴、益气补血、疏肝理气、活血化瘀、健脾化痰、清热利湿等原则，这里不再一一详述。

20. 抑郁症

患者，戴某，男，34岁，上级机关干部，患抑郁症后头痛6年，加重1年余。曾在多家医院诊治，有的医院因患者有焦虑、严重失眠等，给予抗焦虑治疗，但疗效不著。几年以来，患者自感头痛症状愈来愈重，经领导介绍，前来求治。

初见患者，发现其目光呆滞、面色晦黄、双眼下暗灰色、舌胖、有齿痕、苔黄、脉浮数。详细了解了多家医院的治疗方案后，笔者决定取百会、太阳透率谷、合谷、中脘、内庭、太冲等，行半补半泻法。先嘱患者停用抗抑郁药，患者表示同意，并配合服用同仁堂生产的天王补心丸。

第一次治疗后，患者头痛有所缓解，浑身较治疗前轻松些。第二天患者前来就诊时，说他昨晚没吃舒乐安定也睡着了，头痛头重的症状感到减轻了一些。笔者听后，急忙安慰他，并让患者坚持治疗，效果会更明显。

10次过后，患者感觉头痛明显好转，浑身也轻松了不少，睡觉还是有些做梦，笔者看了一下他的舌苔，舌质较以前瘦了一些，舌苔黄有所减轻，脉还是浮数，就让患者休息7天，并继续口服天王补心丸。

第二个疗程开始2天后，患者愿意主动交流了，眼睛也有神了，并说有食欲了，晚上虽然做梦，但能睡着了。看来患者心情很好，过了3天，笔者让他停用天王补心丸，改服血府逐瘀丸。第二个疗程结束后，患者见人脸上已有笑容了。笔者让其又休息1周，行第三个疗程治疗。3个疗程后，患者头痛基本消失，生活和工作正常了。随访半年，患者自述加班劳累时，偶尔还有些头痛，但休息一下就能缓解，笔者嘱其要劳逸结合。

头痛为神经系统的常见症状，由于病因不同，临床表现可有所不同，常急性发作，伴呕吐及脑膜刺激征。颅内高压性头痛，常伴有呕吐，咳嗽或用力时头痛加剧。后期痛是持续性颅内炎症引起的头痛，常急性发作，为全头性剧痛，但常以枕部严重，伴呕吐，并有急性感染症状，亦可有昏睡现象。头部局部病变（如眼、鼻及鼻窦、牙、三叉神经痛等）引起的头痛，有局部病灶的病变症状。

最常见的为神经功能性头痛。头痛常为病人神经官能症的主要症状之一，并有思想不能集中、记忆力减退、失眠等。头痛部位常在头顶或不固定。头痛从病因考虑，可分为神经性、血管性、损伤性、中毒性、颅内高压性、脑膜性、窦性及眼源性等8种。

中医认为，头为诸阳之会，太阳经头痛，多在头后部，下连于项；阳明经头痛，多在前额部及眉棱等处；少阳经头痛，则在巅顶部，或连于目系。因为是诸阳之会，清阳之府，又为髓海所在，凡脏腑精华之血，清阳之气，皆上注于头，故六淫之邪，上犯巅顶、邪气稽留，抑阻清阳，可致头痛。此外，内伤诸痰，导致气血逆乱，瘀阻经络，脑失所养，也可发生头痛。

本例患者属于长期加班、精神紧张，又长期大量服药，导致气血逆乱、瘀阻经络引起，故在针灸治疗的同时，先镇静安神，再用血府逐瘀丸协助治疗。

现代医学对头痛，无论是诊断还是治疗都有非常成功的手段和药物，对那些西医治疗效果不著、原因又不明者，可以试用中医，往往会收到意想不到的效果。

21. 低热

患者苏某某，女，23岁，吉林市人，幼师。2011年11月3日经人介绍来笔者处求诊。患者病情尚可，当地及北京多家医院各种检查及化验结果未见明显异常，但患者每天从早上到下午感乏力、头昏，自查体温36.9～37.6℃。多家权威医院经检查排除了结核、血液病等诊断，患者服用了一些西药和中药，效果不著。经查，患者脉浮数、苔黄，患者自述食欲不好，二便正常，月经周期正常，有轻微痛经史，余未见异常。

辨证后，取三焦俞、外关、中脘、足三里、三阴交、大椎等穴，只针灸一次，让其服片仔癀一丸即愈。随访两年病情未复发。

真是无独有偶，有一名初二学生，马某某，男，因长期头痛、低热而四处求医，也排除了结核、血液疾病。总之，家里很着急，又很无奈，后来患者爸爸的朋友知道笔者给苏某治疗的效果后，就极力推荐他们到笔者处诊治。详细查看患者后，见他的病情和苏某相似，只是一个头痛、一个头昏，于是笔者用同样的方法给其治疗，建议他停用一切药物。只针灸了一次，吃了两丸片仔癀，就彻底好了。随访1年，情况良好。

这种无名低热，应该是免疫功能紊乱所致，笔者认为应该调理三焦经，片仔癀又是一种很有效的名贵中成药，若大家遇到这种情况，可以试用一下。

（三）针灸心得与核心肌力

所谓核心肌力，是"附着于脊柱、骨盆、髋关节等骨骼上并在运动或静止状态中起到保持身体基本姿势、维持姿势稳定与平衡的核心肌肉在神经支配下协调配合、共同作用而产生的合力"（黎涌明）。

核心力量有别于传统的"躯干力量"和"腰腹力量"，核心力量更强调在稳定核心部位（**腰椎—骨盆—髋关节**）、核心部位与上下肢运动相结合及预防运动损伤时的功能性力量。稳定性是核心肌群的核心功能，也是核心肌力训练的目的和结果。

目前美国等西方国家越来越重视核心肌力的训练，我国医疗界也认识到人体核心区的重要性。其实我国古代医家发明的易筋经、五禽戏、太极拳、八段锦等不仅能加强核心区的肌力，还有强身健体、益智疗疾的功能，实乃国宝精髓，应大力研究和推广。本书之所以要论述核心肌力，是因为笔者在临床上发现，核心肌力强的人，身体相对就好些，协调性也强，耐力相对好，人也相对聪明，同样劳动后恢复体力也快，即便有病了，恢复健康也快。笔者在给患者针灸时发现，核心肌力相对强的人，针灸和用药效果就好。核心肌力弱的人，下腰疼和腿疼的发病率高，同时颈椎病和肩周疾病的发病率也相对高。

附录 古书经典配方

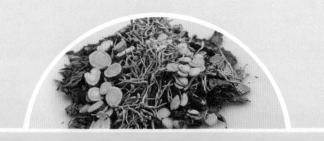

经方在我国汉朝以前其实就已经存在，应该是来自西域，而且已经在我国流传千年，只是经方在汉朝之前没有正式的辨证依据，用来指导如何使用经方。知道如何正确使用经方的医生非常之少，直到汉朝出现一位名医张仲景，他是利用《黄帝内经·热论》中的六经辨证将经方使用系统化的。在难经中有"五十八难曰：伤寒有几？其脉有变否？然：伤寒有五，有中风，有伤寒，有湿温，有热病，有温病，其所苦各不同"。"伤寒"这两字，就广义而言，应该是"伤于寒"。

一、《伤寒杂病论》原方

《伤寒论》里第一个药方，叫群方之首，名为"桂枝汤"。当感冒发热，"头项强痛而恶寒"，头痛、脖子僵硬、怕冷、发热，身上有一点微微出汗，就要喝这个汤药。桂枝汤为张仲景名方，并在《伤寒论》和《金匮要略》中以本方及其加减方的形式反复出现。桂枝汤首见于《伤寒论》之太阳篇第12条，治疗因外感风寒、营卫不和而致的太阳中风证。其症状主要为"热自发""汗自出，啬啬恶寒，淅淅恶风，翕翕发热，鼻鸣干呕"。桂枝汤药物组成为桂枝、芍药、炙甘草、生姜（切）、大枣（掰），其中桂枝与芍药用量比例为1:1。桂枝，味辛、甘，性温，为君药，助卫阳，通经络，解肌发表而祛在表之风邪。其中芍药应为白芍，味苦、酸、甘，性微寒，归脾、肾经，为臣，在此取其敛阴和营的功效，故应为白芍。正如《本草求真》中所说："赤芍药与白芍药主治略同。但白则有敛阴益营之力，赤则只有散邪行血之意；白则能于土中泄木，赤则能于血中活滞。"桂枝与芍药等量合用，一治卫强，一治营弱，散中有收，汗中寓补，使表邪得解，营卫调和。生姜辛散止呕，且助桂枝；大枣味甘，益阴和营，以助芍药；炙甘草调和诸药。五药中属桂枝的作用最为玄妙。《神农本草经》论牡桂（桂枝），开端先言其主咳逆上气，主吐吸（喘症）。似以能降气逆为桂枝之特长。而张仲景之苓桂术甘汤由以之治疗短气，取其能升、能温之妙，桂枝加桂汤治疗奔豚气，取其能降之功，而麻黄汤、桂枝汤、大小青龙汤又取其能散之效。而在小建中汤中，桂枝能温阳祛虚寒，与饴糖相伍，辛甘养阳，益气温中缓急。此外，它还有通经活络、温通心阳的作用，能够治疗寒痹、胸痹等症。

桂枝汤虽只有五味药，但结构严谨，发中有补，散中有收，邪正兼顾，阴阳平调，为其在内科中的应用埋下了伏笔。故柯琴在《伤寒附翼》中写道："（桂枝汤）为仲景群方之冠，乃滋阴和阳，调和营卫，解肌发汗之总方也。"总之，鉴于其调和营卫、阴阳、气血的作用，被张仲景及后世医家广泛应用，不仅应用于外感疾病，而且加减应用于内伤杂病，其主治范围不断扩充，实在令人叹为观止。

治疗营卫不和之自汗：代表方为桂枝汤、桂枝加附子汤、桂枝加龙骨牡蛎汤等。

自汗指不问朝夕，动或不动，醒时出汗（与盗汗相区别）。多由营卫不和，脾肺气虚，里热蒸迫所引起，但以营卫不和症型者居多。营气虽和，但受邪风，卫不顾护于外，致营不内守，而自汗出。故治疗此症，以桂枝汤为首选，服法同上，取微汗则愈。此处要区分病理性自汗与药汗的区别：前者是营卫不和的外在表现，使营卫相离，多为冷汗；而后者是驱邪扶正的重要手段，使营卫相和，多为热汗。自汗伤正，而药汗驱邪。

桂枝加附子汤是治疗阳虚漏汗症之名方，为桂枝汤加附子而成。关于其应用，刘渡舟在其《伤寒论通俗讲话》里讲了一则病案，可作参考："同事仆老师，在回乡探亲前向我求方，他说有一个亲戚患自汗症，身体虚惫不堪。曾用黄芪、党参、龙骨、酸枣仁、浮小麦等止汗固表之品无效，问我怎么办？我告诉他，如无热象，可试用桂枝加附子汤。他回乡后用此方果然取效。后来他对我说，阳虚出汗，非附子不能止，若早看到这一点，病也不至于拖延至今。"

治疗奔豚气：代表方为桂枝加桂汤、茯苓桂枝甘草大枣汤等。

奔豚气是一种发作性疾病，发作时患者自觉有气从少腹（或身体的其他部位）上冲心胸，甚至上冲咽喉，其状痛苦异常，严重时患者有濒死感。多因惊吓诱发，其病位在心、肝、肾，与冲脉有关。在证型上主要分为：肝郁化火，心阳受损，寒饮上逆。

桂枝加桂汤为治疗各种原因导致的心阳受损，阴寒之气乘虚上犯心胸而致的奔豚气。方中桂枝与芍药之比为5:3，此方重用桂枝，更佐甘草、生姜、大枣，使辛甘合化，振奋心阳，降逆散寒；用芍药酸甘化阴，共奏平调阴阳，平冲降逆之效。

而茯苓桂枝甘草大枣汤之主症是心阳虚，下焦肾水动，欲作奔豚（而未作），属虚实夹杂，表现为脐下悸，小便不利等，治疗以温阳利水。本方为桂枝汤去芍药、生姜加茯苓所成。方中重用茯苓，利水宁心。

治疗血痹：代表方为黄芪桂枝五物汤。

血痹之症原载于《金匮要略》，是素体营卫气血不足，或受风较重，以局部肌肤麻木不仁为主症，或可出现酸痛感。本病属阴阳俱不足，故用发汗之品恐其伤正，而根据血脉不通之理，投以活血之品，又恐活血药之味辛性温，耗散阳气，给治疗带来困难。由于营卫气血不足，已不能濡养肌肤，加上风寒入侵血脉，使血行涩滞，运行不畅，肌肤变得麻木。本方中黄芪益气实卫；桂枝温经通阳；白芍和营养血；黄芪、桂枝相伍补气通阳；生姜、大枣合用既可调营卫，又可健脾和中；重用生姜，可助桂枝，以散风寒、通血脉。全方既可温养卫气营血以扶正，又可散风寒、通血脉，祛除邪气，而且本方兼有祛风之效，即所谓"治风先治血，血行风自灭"，温补通调散风寒并用，使气血调和，阴平阳秘，血痹自止。

治疗虚劳：代表方有桂枝加龙骨牡蛎汤、小建中汤、黄芪建中汤、薯蓣丸等。

虚劳病最早见于《黄帝内经》，汉朝张仲景联系具体脉症，阐述了阳虚、阴阳两虚等各种虚劳症候的鉴别、治法和用方，并提出虚劳为五脏气血阴阳虚损，重点在于脾胃虚损，阴阳两虚，虚中夹实。根据《黄帝内经》"阴阳之要，阳秘乃固"的原则，治疗重在敛阴固阳。张仲景所用方中，虽以补益为主，但无一填补、滞补，既达到充实元真的目的，又促进血脉之通畅。这一治疗虚损疾病的观点对后世医家，甚至现代医家都有指导意义。如桂枝加龙骨牡蛎汤方，为调和营卫之桂枝汤加入收敛固涩之生龙骨、生牡蛎，使阳能固、阴能守，而成温肾摄阳之有效方剂。张仲景在《金匮要略》中用此方治疗虚劳失精，症见："少腹弦急，阴头寒，目眩，发落，脉极虚芤迟，为清谷，亡血，失精。脉得诸芤动微紧，男子失精，女子梦交。"本病是由于阴液亏耗，气随血脱，进而损伤阳气而致阴阳两虚之遗精。笔者认为，这种调和营卫与固涩之剂配伍治疗阴阳两虚疾病的方法，应源于《黄帝内经》。原因有二：一是《灵枢·营卫生会》记载："营卫者，精气也，血者，神气也，故血之与气，异名而同类焉。故夺血者无汗，夺汗者无血。"说明营卫之精气与血可相互转化。二是《灵枢·营卫生会》又云："营在脉中，卫在脉外，五十而复大会。阴阳贯灌，如环无端。"指出营气与卫气运行通畅，则阴阳贯通。

桂枝汤其加减方，可治疗感冒、流行性感冒、原因不明的低热、多形性红斑、荨麻疹、皮肤瘙痒症、冬季皮炎等属营卫不调者。桂枝加龙骨牡蛎汤现多用于有梦无梦之遗精、久患失眠、盗汗、神经官能症、频发室性早搏等。

黄芪桂枝五物汤，现代常被化裁运用于治疗周围性神经炎、脑炎后遗症、关节炎、坐骨神经痛、雷诺病、硬皮病、心肌炎、压疮（褥疮）、血管神经性水肿等属于营卫气血不足，复感风邪入侵血脉者。

小建中汤现临床多用于胃及十二指肠溃疡、慢性肝炎、神经衰弱、再生障碍性贫血、功能性发热、痛经等属中焦阴阳俱不足者。

1. 桂枝汤方
桂枝三两／芍药三两／炙甘草二两／生姜二两／大枣十二枚

2. 桂枝加葛根汤方
桂枝三两／芍药三两／生姜三两／炙甘草二两／大枣十二枚／葛根四两

3. 桂枝加附子汤方
桂枝三两／芍药三两／生姜三两／炙甘草二两／大枣十二枚／炮附子一枚

4. 桂枝去芍药汤方
桂枝三两／生姜三两／炙甘草二两／大枣十二枚

5. 桂枝去芍药加附子汤方

桂枝三两 / 生姜三两 / 炙甘草二两 / 大枣十二枚 / 炮附子一枚

6. 桂枝麻黄各半汤方

桂枝一两 / 芍药一两 / 生姜一两 / 甘草一两 / 麻黄一两 / 大枣四枚 / 杏仁二十四个

7. 桂枝二麻黄一汤方

桂枝一两十七铢 / 芍药一两六铢 / 麻黄十六铢 / 生姜一两六铢 / 杏仁二十六个 / 甘草一两二铢 / 大枣五枚

8. 白虎加人参汤方

知母六两 / 石膏一斤 / 甘草三两 / 粳米六合 / 人参二两

9. 桂枝二越婢一汤方

桂枝十八铢 / 芍药十八铢 / 甘草十八铢 / 生姜一两二铢 / 大枣四枚 / 麻黄十八铢 / 石膏二十四铢

10. 桂枝去桂加茯苓白术汤方

芍药三两 / 炙甘草二两 / 生姜三两 / 茯苓三两 / 白术三两 / 大枣十二枚

11. 甘草干姜汤方

炙甘草四两 / 干姜二两

12. 芍药甘草汤方

白芍药四两 / 炙甘草二两

13. 调胃承气汤方

大黄四两 / 炙甘草二两 / 芒硝半斤

14. 四逆汤方

炙甘草二两／干姜一两半／附子一枚

15. 葛根汤方

葛根四两／麻黄三两／桂枝二两／芍药二两／炙甘草二两／生姜三两／
大枣十二枚

16. 葛根加半夏汤方

葛根四两／麻黄三两／桂枝二两／芍药二两／炙甘草二两／生姜二两／
大枣十二枚／生半夏半斤

17. 葛根黄芩连汤方

葛根半斤／炙甘草二两／黄芩三两／黄连三两

18. 麻黄汤方

麻黄三两／桂枝二两／炙甘草一两／杏仁七十个

19. 大青龙汤方

麻黄六两／桂枝二两／炙甘草二两／杏仁五十个／生姜二两／大枣十二
枚／石膏（碎）如鸡子大

20. 小青龙汤方

麻黄三两／芍药三两／细辛三两／干姜三两／炙甘草三两／桂枝三两／
五味子半升／半夏半升

21. 桂枝加厚朴杏仁汤方

桂枝三两／芍药三两／甘草三两／生姜三两／大枣十二枚／厚朴二两／
杏仁五十枚

22. 干姜附子汤方

干姜一两／附子一枚

23. 桂枝加芍药生姜人参新加汤方

桂枝三两／芍药四两／炙甘草二两／人参三两／生姜四两／大枣十二枚

24. 麻黄杏仁甘草石膏汤方

麻黄四两／杏仁五十个／甘草二两／石膏半斤

25. 桂枝甘草汤方

桂枝四两／炙甘草二两

26. 桂枝甘草茯苓大枣汤方

茯苓半斤／炙甘草二两／大枣十五枚／桂枝三两

27. 厚朴生姜半夏甘草人参汤方

厚朴半斤／生姜半斤／半夏半斤／人参一两／炙甘草二两

28. 茯苓桂枝白术甘草汤方

茯苓四两／桂枝三两／白术二两／甘草二两

29. 芍药甘草附子汤方

芍药三两／炙甘草二两／附子二枚

30. 茯苓四逆汤方

茯苓六两／人参一两／附子一枚／炙甘草二两／干姜一两半

31. 五苓散方

猪苓十八铢／泽泻一两六铢／茯苓十八铢／桂枝半两／白术十八铢

32. 茯苓甘草汤方

茯苓二两 / 桂枝二两 / 生姜三两 / 炙甘草一两

33. 栀子豉汤方

栀子十四枚 / 香豉四合

34. 栀子甘草豉汤方

栀子十四枚 / 甘草二两 / 香豉四合

35. 栀子厚朴枳实汤方

栀子十四枚 / 厚朴四两 / 枳实四合

36. 栀子干姜豉汤方

栀子十四枚 / 干姜二两 / 香豉四合

37. 真武汤方

茯苓三两 / 芍药三两 / 生姜三两 / 白术二两 / 炮附子一枚

38. 禹余粮丸方

禹余粮四两 / 人参三两 / 附子二枚 / 五味子三合 / 茯苓三两 / 干姜三两

39. 小柴胡汤方

柴胡半斤 / 黄芩三两 / 人参三两 / 甘草三两 / 半夏半斤 / 生姜三两 /
大枣十二枚

40. 小建中汤方

桂枝三两 / 炙甘草二两 / 大枣十二枚 / 芍药六两 / 生姜三两 / 胶饴一升

41. 大柴胡汤方

柴胡半斤 / 黄芩三两 / 芍药三两 / 半夏半斤 / 生姜五两 / 枳实四两 /

大枣十二枚／大黄二钱

42. 柴胡加芒硝汤方
柴胡二两六铢／半夏二十铢／黄芩一两／甘草一两／生姜一两／人参一两／大枣十二枚／芒硝二两

43. 桃核承气汤方
桃仁五十个／桂枝二两／大黄四两／芒硝二两／炙甘草二两

44. 柴胡加龙骨牡蛎汤方
半夏二合／大枣六枚／柴胡四两／生姜一两半／人参一两半／龙骨一两半／铅丹一两半／桂枝一两半／茯苓一两半／大黄二两／牡蛎一两半

45. 桂枝去芍药加蜀漆龙骨牡蛎救逆汤方
桂枝三两／炙甘草二两／生姜三两／牡蛎五两／龙骨四两／大枣十二枚／蜀漆三两

46. 桂枝加桂汤方
桂枝汤加桂枝二两

47. 桂苓甘草龙骨牡蛎汤方
桂枝一两／甘草二两／牡蛎一两／龙骨二两／茯苓四两

48. 抵当汤方
水蛭三十个／熬虻虫（去翅）三十个／桃仁（**去皮尖**）二十个／大黄（**酒洗**）三两

49. 抵当丸方
水蛭二十个／熬虻虫（去翅）二十五个／桃仁（**去皮尖**）二十个／大黄（**酒洗**）三两

50. 大陷胸丸方

大黄半斤／葶苈（炒）半升／芒硝半升／杏仁（去皮尖、熬黑）半升

51. 大陷胸汤方

大黄（去皮）六两／芒硝一升／甘遂一钱

52. 小陷胸汤方

黄连一两／洗半夏半升／栝蒌实大者一个

53. 文蛤散方

文蛤五两

54. 白散方

桔梗三分／巴豆（去皮心、熬黑、研如脂）一分／贝母三分

55. 柴胡桂枝汤方

柴胡一两半／桂枝（去皮）一两半／黄芩一两半／人参一两半／甘草一两／炙半夏二合半／洗芍药一两半／劈大枣六枚／切生姜一两半

56. 柴胡桂枝干姜汤方

柴胡半斤／桂枝三两／干姜二两／黄芩三两／栝蒌根四两／牡蛎二两／炙甘草二两

57. 半夏泻心汤方

半夏半斤／洗黄芩三两／干姜三两／甘草三两／人参三两／黄连一两／劈大枣十二枚

58. 大黄黄连泻心汤方

大黄二两／黄连一两

59. 附子泻心汤方

大黄二两／黄连二两／黄芩一两／炮附子一枚

60. 生姜泻心汤方

生姜四两／炙甘草三两／人参三两／干姜一两／黄芩三两／半夏半斤／
黄连一两／大枣十二枚

61. 甘草泻心汤方

甘草四两／黄芩三两／干姜三两／半夏半升／洗大枣十二枚／劈黄连
一两

62. 赤石脂禹余粮汤方

赤石脂（碎）一斤／禹余粮（碎）一斤

63. 旋复代赭石汤方

旋复花三两／人参二两／生姜五两／代赭石一两／大枣十二枚／炙甘草
三两／洗半夏半斤

64. 桂枝人参汤方

桂枝四两／炙甘草四两／白术三两／人参三两／干姜三两

65. 瓜蒂散方

瓜蒂（熬黄）一分／赤小豆一分

66. 脏结汤方

柴胡五钱／白术五钱／茯苓五钱／炮附三钱／生附一枚

67. 黄芩汤方

黄芩三两／炙甘草二两／芍药二两／大枣十二枚

68. 黄芩加半夏生姜汤方

黄芩三两／芍药二两／甘草二两／炙大枣十二枚／半夏半升／生姜一两半

69. 黄连汤方

黄连三两／炙甘草三两／干姜二两／桂枝三两／人参三两／半夏半升／洗大枣十二枚

70. 桂枝附子汤方

桂枝四两／炮附子二枚／生姜三两／炙甘草二两／大枣十二枚

71. 桂枝附子去桂加白术汤方

白术四两／炙甘草二两／炮附子三枚／劈大枣十二枚／生姜三两

72. 甘草附子汤方

炙甘草二两／炮附子二枚／白术二两／桂枝四两

73. 白虎汤方

知母六两／石膏（碎）一斤／甘草二两／粳米六合

74. 炙甘草汤方

炙甘草四两／阿胶二两／生姜三两半升／桂枝三两／人参二两／生地黄一斤半升／大枣三十枚

75. 大承气汤方

大黄（酒洗）四两／厚朴（炙、去皮）半斤／炙枳实五枚／芒硝三合

76. 小承气汤方

大黄（酒洗）四两／厚朴二两（炙、去皮）／炙枳实三枚大者

77. 猪苓汤方

猪苓（去皮）一两／茯苓二两／阿胶一两／滑石（碎）一两／泽泻一两

78. 茵陈蒿汤方

茵陈蒿六两／栀子十四枚／大黄（去皮）二两

79. 吴茱萸汤方

洗吴茱萸一升／人参三两／切生姜六两／大枣十二枚

80. 麻子仁丸方

麻子仁二升／芍药半斤／炙枳实半斤／大黄（去皮）一斤／厚朴（炙、去皮）一斤／杏仁一斤

81. 栀子蘖皮汤方

栀子十五个／炙甘草一两／黄柏二两

82. 麻黄连翘赤小豆汤方

麻黄二两／连翘二两／杏仁四十个（去皮）／赤小豆一升／大枣12枚／桑白皮一斤／生姜二两／甘草二两

83. 桂枝加芍药汤方

桂枝三两／芍药六两／炙甘草二两／切生姜三两／大枣二枚

84. 桂枝加大黄汤方

桂枝三两／芍药三两／炙甘草二两／切生姜三两／大枣十二枚／大黄一两

85. 麻黄附子细辛汤方

麻黄二两／细辛二两／炮附子一枚

86. 大黄附子细辛汤方
大黄二钱／细辛二钱／附子三钱

87. 麻黄附子甘草汤方
麻黄二两／甘草二两／炙炮附子一枚

88. 黄连阿胶汤方
黄连四两／黄芩一两／芍药二两／鸡子黄二枚／阿胶二两

89. 附子汤方
炮附子二枚／茯苓三两／人参二两／白术四两／芍药三两

90. 桃花汤方
赤石脂一斤（一半全用，一半筛末）／干姜一两／粳米一升

91. 猪肤汤方
猪肤一斤

92. 甘草汤方
甘草二两

93. 苦酒汤方
半夏大十四枚／鸡子（去黄、内上苦酒、着鸡子壳中）十枚

94. 半夏散及汤方
洗半夏／桂枝去皮／炙甘草　以上各等份

95. 白通汤方
葱白四茎／干姜一两／附子（生用）一枚

96. 白通加猪胆汁汤方
葱白四茎／干姜一两／附子（生用）一枚／人尿五合猪胆汁一合

97. 真武汤方
茯苓三两／芍药三两／生姜三两／白术二两／炮附子一枚

二、根据经方而演变的配方

方是药物的配伍结构。古人认识疾病，是从一个一个症状开始的，如发热、头痛、腹泻、呕吐等。用药，也是一味一味药开始用，后来发现疾病常常是多种症状出现，或先或后，或并见，于是有了病名的概念，如伤寒、痞、痢、臌等。然后，用药也有了变化，不单是一种药物，几种药物相加使用，经过不知多少人的实践，也不知过了多少年代，慢慢这种配伍的结构趋于稳定，于是有了方名，如桂枝汤、麻黄汤、小青龙汤、大柴胡汤、温经汤等。就像棋手必须熟读棋谱，画家必须熟识色谱一样，经方成为医生处方用药的基础和原则。就是当今常用的配方，也无不是在经方的基础上演变而来的。例如，大家熟悉的温胆汤，就是从小半夏加茯苓汤加味而来的；清朝名医王清任的著名验方血府逐瘀汤则是四逆散的加味方；清朝名医叶天士的椒梅汤、连梅汤等，就有乌梅丸的影子；藿香正气散则是半夏厚朴汤的变方。后世许多名医，都十分强调熟读《伤寒论》《金匮要略》，道理就在这里。以下总结的253个医方均出自倪海厦老师推崇的《伤寒杂病论》的基础方。在尊重原方的基础上，此部分内容旨在弘扬经典，期盼广大医学同仁对这些医方加以学习研究和辨证使用。共同为中医的发展做出贡献，同时为中西医结合或配合架起一座新的桥梁！

1. 治疗风寒引起的感冒的食疗粥方

成人：葱白一段／糯米50克
注：将葱白切成小段，待米煮熟后放入，熬至香稠即可。

小儿：葱白一段／糯米30~50克／米醋10毫升

注：将葱白切成小段，待米煮熟后放入，熬至香稠倒入米醋，搅拌均匀即可。

2. 治疗老年性腹泻的食疗粥方
山药100克／糯米100克

3. 健康长寿的粥饮
大米3调羹／糯米3调羹／红薯4小块
注：将上述食物熬成粥每天早餐食用。

4. 补血安神的处方
生姜2片／龙眼20克
注：将上述两味药煮好后，放入红糖和蜂蜜即可饮用。

5. 使人心情舒畅的茶饮
洛神果1枚／菊花5克／甘草5克／远志2克／冰糖少许

6. 养护肌肤的方法
出自 ▷ 《玉肌散》
白芷15克／薏苡仁20克／绿豆10克
注：将以上三味药研磨成粉，做成面膜。

7. 治疗总是感觉口苦
出自 ▷ 《伤寒杂病论》——小柴胡汤
柴胡10克／黄芩25克／党参10克／炙甘草5克／半夏25克／生姜10克／
大枣5枚

8. 通便美容的茶饮
柏子仁10克／决明子10克／枸杞子10克
注：把前两味药炒过之后，和枸杞子一起用开水泡着喝即可。

9. 养颜美容的茶饮

黄芪5克／甘草5克／旋复花5克

注：将上述三味药用开水泡一会儿即可饮用。

10. 补气健身的茶饮

黄芪5克／甘草5克／枸杞子10克

注：将上述三味药用开水泡一会儿即可饮用。

11. 去除口臭的方法

细辛10克

12. 补肾壮阳的方剂

巴戟天50克／菟丝子25克／肉苁蓉50克／黄连5克／黄芪25克

注：把以上几味药泡在黄酒中，1个月之后即可服用。

13. 治疗青春痘的处方

出自 ▷ 《伤寒杂病论》——桂枝汤加葛根

桂枝15克／炙甘草10克／白芍15克／生姜2片／大枣12枚／葛根25克／
黄连10克／黄芩15克／知母15克／白术15克

14. 治疗青春痘的面膜

栀子10克／木兰皮10克

注：将上述药加工成粉，做成面膜。

15. 促进头发生长的处方

（改善头发稀少）

当归20克／侧柏叶20克

16. 帮助白发变黑的处方

茜草500克／生地黄1500克

注：将上述两味药到药房加工成药膏，每次一调羹，每日3次。

17. 帮助减肥的处方
出自▷ 《伤寒论》——防己黄芪汤
防己15克／黄芪50克／炙甘草40克／白术40克／生姜1片／大枣5枚
注：服后会感觉皮下有蚂蚁在爬，属正常情况。

18. 去除腹部赘肉的处方
出自▷ 《伤寒论》——桂枝汤
桂枝15克／白芍15克／炙甘草15克／生姜15克／大枣15枚／猪苓30克

19. 治疗吃鱼虾海鲜引起的过敏
紫苏叶10克

20. 帮助醉酒者醒酒的处方
苍术15克／泽泻30克

21. 治疗癫痫的基础方
出自▷ 《伤寒杂病论》——柴胡加龙骨牡蛎汤
柴胡12克／龙骨5克／黄芩5克／生姜5克／铅丹3克／人参5克／桂枝5克／茯苓5克／半夏6克／大黄6克／牡蛎5克／大枣6枚／常山20克／远志20克／苍术20克
注：铅丹用棉布包好后，和其他药一起煮。

22. 治疗急性胰腺炎的基础方
出自▷ 《伤寒杂病论》——大柴胡汤
柴胡12克／黄芩9克／芍药9克／半夏9克／生姜15克／枳实9克／大枣4枚／大黄6克

23. 治疗急性胆囊炎的处方

出自 ▷ 《伤寒杂病论》——大柴胡汤

柴胡12克／黄芩9克／芍药9克／半夏9克／生姜15克／枳实9克／大枣4枚／大黄6克

24. 治疗贫血的基础方

出自 ▷ 《伤寒杂病论》——泽泻汤

泽泻25克／白术10克

25. 治疗脑部积水的基础方

出自 ▷ 《伤寒杂病论》——甘草麻黄汤

麻黄15克／甘草8克／生半夏30克

26. 治疗四肢及躯干麻木不仁

出自 ▷ 《伤寒杂病论》——黄芪桂枝五物汤

黄芪15克／芍药15克／桂枝15克／生姜6片／大枣12枚

27. 治疗半身不遂的基础方

出自 ▷ 《小续命汤》

麻黄25～40克／桂枝15～20克／川芎15～50克／当归15～50克／杏仁25～40克／黄芩10克／人参15克／炙甘草10克／大枣12枚／白芍15克／炮附子10克／生姜3片／木防己15克／防风10克

28. 治疗阴天肌肉酸痛的处方

出自 ▷ 《伤寒杂病论》——麻杏薏甘汤

麻黄5克／杏仁4克／薏苡仁5克／炙甘草10克

29. 治疗风疹的处方

出自 ▷ 《伤寒杂病论》——麻黄加术汤

麻黄9克／桂枝6克／炙甘草3克／杏仁9克／白术12克

30. 治疗脂溢性脱发的经验方
出自 ▷ 《伤寒杂病论》——三黄泻心汤

大黄10克／黄连5克／黄芩5克

31. 治疗脱发的经验方
出自 ▷ 《圣济总录》——茯苓饮

白茯苓30克／当归30克／芍药30克／炙甘草30克／桂枝30克

32. 治疗糖尿病的基础方
方一： 出自 ▷ 《辅行诀五脏用药法要》——大补肝汤

桂枝47克／干姜47克／五味子47克／旋复花16克／代赭石16克／竹叶
16克／大枣12枚

方二： 出自 ▷ 《伤寒杂病论》——乌梅丸方

乌梅300个／细辛94克／干姜156克／黄连250克／当归63克／炮附子
94克／蜀椒63克／桂枝94克／人参94克／黄柏94克

注：将以上药到药房加工成6克药丸，每日3次，一日一丸。

33. 治疗老年痴呆症的基础方
出自 ▷ 《伤寒杂病论》——麻黄附子细辛汤

麻黄31克／炮附子62克／细辛31克

34. 治疗习惯性失眠的经验方
出自 ▷ 《伤寒杂病论》——半夏泻心汤

半夏125克／黄芩47克／干姜47克／甘草47克／人参47克／黄连16克／
大枣12枚

35. 治疗早上吃的东西下午又吐出来，或吃完就吐
出自 ▷ 《伤寒杂病论》——大黄甘草汤

大黄20克／甘草10克

36. 治疗小便频繁，大便呈颗粒状的便秘

出自 ▷ 《伤寒杂病论》——麻子仁丸

麻子仁100克／白芍300克／枳实300克／大黄600克／厚朴600克／杏仁600克

注：到药房将以上几味药加工成药丸。如果是6克以上的大丸，每天3次，每次1丸。若是小丸，适量增加即可。服用后，如果出现大便次数猛增，适当减量，若大便仍不通畅，可以酌情加量。

37. 治疗危重患者出现频繁吐口水，长时间低烧

出自 ▷ 《伤寒杂病论》——大乌头煎

乌头30克

注：用三碗水煮成一碗，煮好后放入一碗蜂蜜，再煮成一碗。每天服用乌头蜜一调羹，切忌不可多服（乌头有剧毒）。

38. 治疗舌苔白，小便淡白，小腹无异常的便秘

出自 ▷ 《伤寒杂病论》——大黄附子细辛汤

大黄15克／炮附子15克／细辛10克

39. 治疗舌苔黄，小便黄，小腹胀痛，无屁的便秘

出自 ▷ 《伤寒杂病论》——大承气汤

大黄20克／厚朴15克／枳实15克／芒硝10克

注：芒硝不要煮，待其他药煮好后，放入融化即可。

40. 治疗舌苔黄，小便黄，小腹痛，屁多的便秘

出自 ▷ 《伤寒杂病论》——厚朴三物汤

厚朴20克／大黄10克／枳实15克

41. 治疗舌苔黄，小便黄，小腹胀，屁多的便秘

出自 ▷ 《伤寒杂病论》——小承气汤

大黄20克／厚朴10克／枳实10克

42. 治疗中晚期肺气肿
出自 ▶ 《伤寒杂病论》——厚朴麻黄汤方+泽漆汤方

脉浮者：

厚朴25克／麻黄15克／石膏15克／杏仁15克／半夏15克／干姜10克／
细辛10克／小麦2调羹／五味子15克

脉沉者：

半夏15克／紫菀25克／生姜5片／白前25克／甘草15克／黄芩15克／
人参15克／桂枝15克／红大戟15克

43. 治疗受到惊吓引起的持续心动过速
出自 ▶ 《伤寒杂病论》——奔豚汤方

甘草10克／川芎10克／当归10克／黄芩10克／芍药10克／半夏20克／
生姜4片／生葛25克／柴胡15克

44. 治疗胸闷且平躺加剧不口渴
出自 ▶ 《伤寒杂病论》——茯苓杏仁甘草汤方

茯苓15克／杏仁20克／甘草5克

45. 治疗有舌苔发黄且厚现象的咳嗽
出自 ▶ 《伤寒杂病论》——皂荚丸方

皂荚40克

注：到药房将该药加工成地黄丸大小的蜜丸，每日3次，每次一丸，用红枣
汤送服。

46. 治疗有舌苔发白现象的咳嗽
出自 ▶ 《伤寒杂病论》——射干麻黄汤方

射干15克／麻黄15克／生姜4片／细辛15克／紫菀15克／款冬花15克／

大枣7枚／半夏15克／五味子15克

47. 治疗早期肺气肿
出自▷ 《伤寒杂病论》——越婢汤方加半夏

麻黄20克／石膏15克／生姜3片／甘草10克／大枣12枚／半夏10克

注：石膏用棉布包好，再与其他药一起煮。

48. 治疗原因不明流鼻血
出自▷ 《伤寒杂病论》——桂枝芍药知母汤方

桂枝20克／芍药15克／甘草10克／麻黄10克／炮附子10克／白术20克／知母20克／防风20克／生姜5片

49. 治疗瘙痒性皮肤病
出自▷ 《伤寒杂病论》——麻黄加术汤

麻黄10克／桂枝15克／甘草5克／白术20克／杏仁10克

50. 治疗肝病引起的吐血
出自▷ 《伤寒杂病论》——麻黄升麻汤方

麻黄10克／升麻10克／当归10克／知母5克／黄芩5克／玉竹5克／石膏10克／白术5克／干姜5克／芍药5克／桂枝5克／茯苓5克／炙甘草5克／天冬5克

51. 治疗慢性胃病的处方
出自▷ 《伤寒杂病论》——当归四逆加吴茱萸生姜汤方

当归15克／桂枝15克／芍药15克／细辛10克／大枣25枚／炙甘草10克／木通10克／吴茱萸15克／生姜3片

52. 治疗舌苔发白且胃痛的处方
出自▷ 《伤寒杂病论》——黄连汤方

黄连15克／炙甘草15克／干姜10克／桂枝15克／人参15克／生半夏15克／
大枣12枚

53. 治疗有感冒且吃什么都腹泻，食物不消化
出自▷《伤寒杂病论》——桂枝人参汤
桂枝20克／炙甘草20克／白术15克／人参15克／干姜15克

54. 治疗一直很瘦弱而且易疲劳
出自▷《伤寒杂病论》——柴胡桂枝干姜汤
柴胡30克／桂枝15克／干姜10克／黄芩15克／栝楼根20克／牡蛎10克／
炙甘草10克

55. 治疗急性肺扩张
出自▷《伤寒杂病论》——大陷胸汤方
大黄20克／芒硝10克／甘遂5克
注：芒硝不要煮，将其他药煮成两碗，各放5克芒硝，调匀，先服用一碗，大
吐大下是应该出现的情况，症状消失后就不用再服药，否则继续服下第二碗。

56. 治疗小腿有鱼鳞状干癣
出自▷《伤寒杂病论》——抵当汤
水蛭10克／虻虫10克／桃仁20克／生地黄15克

57. 治疗消化不良的处方
出自▷《伤寒杂病论》——调胃承气汤和吴茱萸汤
处方一：
大黄20克／炙甘草10克／芒硝5克
注：芒硝不要煮，等药煮好后，放入芒硝调匀，即可服用。
处方二：
吴茱萸25克／人参15克／生姜3片／大枣12枚

58. 治疗急性扁桃体炎

出自 ▷ 《伤寒杂病论》——桂枝汤加葛根

桂枝15克／炙甘草10克／白芍15克／生姜3片／大枣12枚／葛根20克／
连翘15克／金银花15克／浮萍10克／蝉蜕10克

59. 治疗长期便秘又受到惊吓所引起的心悸

出自 ▷ 《伤寒杂病论》——桂枝加桂汤方

桂枝15克／炙甘草10克／白芍15克／生姜3片／大枣12枚／肉桂5克

注：肉桂不要煮，待汤药煮好后，再放入肉桂粉调匀，即可服用。

60. 治疗过度惊吓或焦躁不安的处方

出自 ▷ 《伤寒杂病论》——桂枝去芍药加蜀漆龙骨牡蛎救逆汤方

桂枝15克／炙甘草10克／生姜3片／牡蛎25克／龙骨20克／大枣12枚／
常山15克

61. 治疗脑部积水

出自 ▷ 《伤寒杂病论》——小柴胡汤

柴胡30克／黄芩15克／人参15克／甘草15克／生半夏45克／生姜3片／
大枣12枚

62. 治疗身体肥胖平日头晕眼花

出自 ▷ 《伤寒杂病论》——真武汤方

茯苓15克／芍药15克／生姜3片／白术10克／炮附子15克

63. 治疗大病初愈，胃不舒服，睡眠不好

出自 ▷ 《伤寒杂病论》——栀子豉汤

栀子25克／豆豉25克

注：先煮栀子，20分钟后放入豆豉。

64. 治疗平日腹胀，放屁较多

出自 ▷ 《伤寒杂病论》——厚朴生姜半夏甘草人参汤方

厚朴15克／生姜3片／生半夏15克／炙甘草10克／人参5克

65. 治疗脐下动悸且伴有心跳加速

出自 ▷ 《伤寒杂病论》

方一：桂枝甘草茯苓大枣汤

茯苓15克／炙甘草10克／大枣15枚／桂枝15克

方二：桂枝甘草汤

桂枝20克／炙甘草10克

66. 治疗白天非常烦躁，夜晚正常

出自 ▷ 《伤寒杂病论》——干姜附子汤

干姜10克／生附子10克

注：熬煮时，将生附子用棉布包好再煮。

67. 治疗感冒同时伴有咳嗽和气喘

出自 ▷ 《伤寒杂病论》——桂枝汤加厚朴和杏仁

桂枝15克／炙甘草10克／白芍15克／生姜2片／大枣12枚／厚朴10克／
杏仁15克

68. 治疗面部中风的处方

出自 ▷ 《伤寒杂病论》——桂枝汤加葛根

桂枝15克／炙甘草10克／白芍15克／生姜2片／大枣12枚／葛根35克

69. 治疗自闭症的基础方

出自 ▷ 《伤寒杂病论》——桂附八味丸

干地黄400克／覆盆子200克／茯苓150克／山茱萸250克／泽泻200克／
牡丹皮150克／炮附子150克／巴戟天100克／肉桂150克

注：拿以上诸味药（除去肉桂）去药房，加工成如六味地黄丸一样的丸剂。小儿一日3次，每次10粒，再加上2克肉桂粉，用淡盐水送服。

70. 治疗春季发作的过敏性鼻炎——俗称花粉病
出自 ▷ 《伤寒杂病论》——麦冬汤

麦冬60克／半夏10克／人参10克／甘草5克／粳米2调羹／大枣12枚／麻黄10克／杏仁10克／苍朴15克／辛夷15克

71. 预防胃病的方法
早上起床的时候，慢慢坐起，喝下一杯凉水，持之以恒可以预防胃病。

72. 抑制剧烈疼痛
延胡索15克／乳香10克／没药10克

73. 预防扁桃体炎和咽喉炎的方法
夏枯草15克

注：用夏枯草和生鸡蛋一起煮，待鸡蛋煮熟后，把鸡蛋和药汤服下，药渣倒掉。不是很难喝，有股薄荷的清香味，孩子也可服用。

74. 强肾固齿的方法
炮附子10克／青盐10克

注：将上述两味药研磨成粉，每次刷牙时，用牙刷蘸取少许即可。

75. 急救时涤痰通喉痹
出自 ▷ 《三生饮》

生半夏15克／生南星15克／生附子15克

76. 解生附子、乌头、天雄的毒
远志25克

77. 治疗肺炎的处方

千金苇茎汤；桔梗汤；大承气汤

苇茎30克／薏苡仁30克／冬瓜仁30克／桃仁15克／牡丹皮20克／桔梗50克／甘草25克

注：如果患者同时有便秘，再加上大黄15克、厚朴15克、枳实15克、芒硝10克，其中芒硝不要煮，待其他药煮好后再放入。

78. 治疗肌无力的基础方

出自 ▷ 《伤寒杂病论》—茯苓四逆汤

生附子15克／干姜10克／炙甘草15克／茯苓25克／白术15克／牛膝15克／桂枝20克／白芍20克／当归20克／细辛10克／泽泻15克／补骨子20克

注：先把生附子用棉布包好，再与其他药一起煮。

79. 治疗胰腺炎的处方

出自 ▷ 《伤寒杂病论》——茯苓桂枝甘草大枣汤和枳实芍药桔梗散

茯苓25克／桂枝15克／炙甘草10克／大枣15枚／枳实25克／白芍15克／桔梗15克

80. 治疗肝脓疡的处方

出自 ▷ 《伤寒杂病论》——四逆散和枳实芍药桔梗散

柴胡15克／黄芩15克／炙甘草15克／枳实25克／白芍15克／桔梗15克

81. 治疗胃脓疡的处方

出自 ▷ 《伤寒杂病论》——枳实芍药桔梗散

枳实25克／白芍15克／桔梗15克

注：将以上三味药研磨成粉，每次一调羹，一日3次，温水送服。

82. 治疗脑脓疡的处方

出自 ▷ 《阳和汤》

熟地50克／肉桂5克／麻黄3克／鹿角胶15克／白芥子10克／炮生姜3片／甘草5克／炮附子10克

注：把生姜放在锅里正反干煸2次，就制成炮生姜了。待其他药煮好后，再放入肉桂。

83. 治疗吃了变质食物或食物中毒

出自 ▷ 《伤寒杂病论》——大黄甘草汤

大黄15克／甘草5克

84. 治疗尿毒症的处方

出自 ▷ 《伤寒杂病论》——当归四逆汤

当归20克／桂枝15克／白芍15克／细辛5克／木通10克／大枣8枚／炙甘草10克／炮附子15克／生附子15克／麻黄15克／杏仁15克／白术15克／茯苓15克／干姜15克

注：把生附子用棉布包好，再与其他药一起煮。

85. 治疗病人经常下痢，吃完饭不久就腹痛肠鸣

出自 ▷ 《伤寒杂病论》——半夏泻心汤

半夏15克／黄芩10克／干姜10克／人参10克／炙甘草10克／黄连5克／大枣4枚

86. 治疗促使患者病危时打嗝不止停止的处方

出自 ▷ 《伤寒杂病论》——茯苓四逆汤

茯苓20克／人参5克／生附子15克／炙甘草10克／干姜5克

注：生附子用棉布包好，再与其他药一起煮。如果患者服药后仍然打嗝不止，那就无力回天了。

87. 治疗患者呕吐并伴有剧烈头痛

出自 ▷ 《伤寒杂病论》——吴茱萸汤

吴茱萸15克／人参15克／生姜3片／大枣5枚

88. 治疗患者吞咽困难
出自 ▷ 《伤寒杂病论》——利膈汤
半夏15克／栀子15克／炮附子15克

89. 治疗酗酒造成的便秘
麻子仁15克／柏子仁15克／薏苡仁15克／杏仁15克／当归15克／酸枣仁15克

90. 治疗肝炎的基础方
柴胡15克／黄芩10克／郁金25克／龙胆草20克／川芎15克／牡丹皮15克／白芍20克／泽泻20克／茵陈15克／大黄10～20克／枳实15克／红枣10枚／生姜2片

91. 治疗晕车或晕船且小便通畅
出自 ▷ 《伤寒杂病论》——茯苓桂枝白术甘草汤
茯苓20克／桂枝15克／白术10克／炙甘草10克

92. 治疗吐血不止，比如胃或食管出血等
出自 ▷ 《伤寒杂病论》——柏叶汤
柏叶15克／干姜15克／艾15克

93. 治疗肌肉不由自主地抽动，比如帕金森病
出自 ▷ 《伤寒论》——防己茯苓汤
木防己15克／黄芪15克／桂枝15克／茯苓30克／甘草10克

94. 治疗腋下流出黄色的汗
出自 ▷ 《伤寒论》——黄芪芍药桂枝苦酒汤
黄芪15克／芍药10克／桂枝10克

注：用七碗水和一碗米醋来煮以上三味药，煮取3碗，每次一碗，每日3次。

95. 治疗腹部肿大且面色很黑
出自▷ 《伤寒论》——木防己汤

木防己15克／石膏20克／桂枝10克／人参20克

注：石膏用棉布包好，再与其他药一起煮。

96. 治疗上热下凉，比如重症糖尿病、红斑狼疮、血癌等
出自▷ 《伤寒论》——白虎人参汤、芍药甘草汤、三黄泻心汤、附子细辛汤

石膏150～500克／知母25克／甘草15克／粳米2调羹／人参15克／生地黄20克／瓜蒌根15克／炮附子50克／白芍50克／牛膝20克／炙甘草20克／生附子20克／桂枝15克／牡丹皮15克／三七15克／黄连15克／黄芩20克／生姜2片／干姜15克／细辛15克／大黄15克／生半夏15克／茯苓15克／白术20克

注：把石膏和生附子用棉布包好，再与其他药一起煮。该药不能温服，必须等完全冷凉后再服用。

97. 治疗不停地吃东西却觉得吃不饱，并且一饿就得吃东西，否则就头晕
出自▷ 《伤寒论》——白虎汤

石膏50～500克／知母25克／甘草20克／粳米2调羹／大黄15克／厚朴15克／枳实15克

注：把石膏用棉布包好，再和其他药一起煮。

98. 治疗看见水就发作的癫痫
出自▷ 《伤寒论》——五苓散

猪苓15克／泽泻25克／白术25克／茯苓25克／桂枝15克

注：用水煎，取药汁，放入食用淀粉，待完全吸收之后晾干，制作成粉剂，温水送服。

99. 治疗感觉头上戴了一顶帽子，或者像用紧箍箍住

出自 ▷ 《伤寒论》——桂枝茯苓五味子汤

桂枝15克／炙甘草15克／茯苓20克／五味子15克

100. 治疗脾肿大的处方

茯苓30克／白术15克／白芍15克／泽泻30克

101. 治疗坐骨神经痛和尿频的处方

出自 ▷ 《伤寒论》——干姜茯苓白术汤

干姜50克／甘草10克／茯苓45～65克／白术10克

102. 去除身体寒气的处方

出自 ▷ 《伤寒论》——当归生姜羊肉汤

当归15克／生姜4片／羊肉1斤

103. 治疗肠套叠的处方

出自 ▷ 《伤寒论》——附子粳米汤

炮附子15克／半夏10克／甘草10克／大枣10枚／粳米2调羹

104. 治疗心肌梗死、心血管堵塞、冠状动脉硬化的处方

黄连15克／黄芩20克／阿胶10克／桂枝15克／炙甘草20克／炮附子
25～50克／川芎40克／桃仁20克／牡丹皮20克／藏红花15克／枳实
30克

注：其他药煮好后，再放入阿胶。

105. 治疗穿心痛的处方

出自 ▷ 《伤寒论》——乌头赤石脂丸

蜀椒15克／乌梅10克／炮附子15克／干姜15克／赤石脂15克

注：按上述药的比例做成丸剂，每次15～20丸。

106. 治疗心肌炎的处方

出自▷ 《伤寒论》——桂枝生姜枳实汤

桂枝10克／生姜2片／枳实25克

107. 治疗风湿性心脏病

出自▷ 《伤寒论》——薏苡仁附子汤

薏苡仁75克／炮附子75克

注：将上述两味药研磨成粉剂，每次一调羹，每日两次。

108. 治疗胸闷气短，尾部不适的处方

出自▷ 《伤寒论》——理中汤和枳实薤白桂枝汤

方一：心脏不疼者

人参10克／干姜10克／炙甘草10克／白术10克

方二：心脏有剧痛者

枳实15克／厚朴15克／薤白10克／桂枝5克／栝楼实15克

109. 治疗打嗝不止的处方

出自▷ 《伤寒论》——橘子生姜汤

新鲜橘子皮1把／生姜2片

注：3碗水煮成1碗。

110. 治疗心脏瓣膜闭锁不全的处方

出自▷ 《伤寒论》——瓜蒌薤白白酒汤和瓜蒌薤白半夏汤

方一：轻度

瓜蒌实15克／薤白10克／甜酒酿2调羹

方二：重度

瓜蒌实15克／薤白10克／半夏10克／甜酒酿2调羹

111. 治疗肺脓疡的处方

出自 ▷ 《伤寒论》——桔梗汤

桔梗50克／甘草100克

注：服后患者如果出现吐脓血，属正常情况。

112. 急救时帮助定喘的处方

出自 ▷ 《伤寒论》——麻黄甘草汤

麻黄10克／甘草20克

113. 治疗肺结核和食管癌的处方

出自 ▷ 《伤寒论》——麦冬汤

麦冬100克／半夏20克／人参10克／甘草15克／粳米2调羹／大枣
12枚

114. 治疗干咳和嗓音嘶哑以及孕妇咳嗽的处方

出自 ▷ 《伤寒论》——麦冬汤

麦冬60克／半夏10克／人参10克／甘草5克／粳米2调羹／大枣12枚

115. 治疗嗜睡疲倦无力

出自 ▷ 《伤寒论》——天雄散

天雄50克／白术110克／桂枝60克／牡蛎50克

注：熬好的汤药放凉后，放入生淀粉，完全吸收后阴干成粉剂，随时用水
送服。每次半调羹，每天2次。天雄有毒性，不可多服。

116. 治疗老年人失眠的处方

出自 ▷ 《伤寒论》——酸枣仁汤

酸枣30克／甘草5克／知母10克／茯苓10克／川芎10克

注：先煮酸枣，20分钟后将其他几味药放入，一起熬煮。

117. 治疗肺炎高烧不退和麻疹内陷的处方

出自 ▷ 《寿世保元》——麻疹门

白芍5克／黄芩5克

注：将上述两味药研磨成粉，温水送服。

118. 治疗类风湿引起的手脚变形

出自 ▷ 《伤寒论》——乌头桂枝汤

桂枝15克／白芍15克／炙甘草15克／生姜2片／大枣12枚／乌头50克

注：取乌头两碗水煮成一碗（将药渣丢掉），放入一碗蜂蜜，继续熬成一碗。一日两次，一次一调羹。配合前五味药煮成的汤剂一起服用。切记，乌头毒性较大，不可多用。

119. 治疗红斑狼疮的处方

出自 ▷ 《伤寒论》——桂枝芍药知母汤

桂枝25克／白芍20克／甘草15克／麻黄15克／生姜3片／白术40克／知母25克／防风25克／炮附子40克

120. 治疗肌肉萎缩和肌无力的处方

出自 ▷ 《伤寒论》——小建中汤

麦芽糖30克／桂枝20克／白芍40克／生姜4片／大枣20枚／炙甘草20克

121. 治疗哮喘的处方

出自 ▷ 《伤寒论》——大青龙汤和小青龙汤

方一：春夏发病使用

麻黄15克／桂枝25克／炙甘草10克／杏仁15克／生姜2片／大枣10枚／石膏20克

注：先把石膏用棉布包好，再与其他药一起熬煮。

方二：秋冬发病使用

麻黄15克／白芍15克／细辛15克／干姜15克／炙甘草15克／桂枝15克／

五味子25克／生半夏20克

122. 治疗胃酸过多（俗称火烧心）的处方

出自 ▷ 《伤寒论》——旋复花代赭石汤

旋复花25克／人参10克／生姜3片／代赭石25克／炙甘草15克／半夏10

克／大枣12枚

123. 治疗脑出血的处方

补阳还五汤

黄芪20克／归尾10克／赤芍15克／地龙5克／川芎15克／桃仁10克／

藏红花10克

124. 治疗带状疱疹的处方

出自 ▷ 《伤寒论》——升麻鳖甲汤

升麻10克／当归10克／甘草10克／炙鳖甲10克

125. 治疗梦游症的处方

出自 ▷ 《伤寒论》——甘草泻心汤

炙甘草15克／黄芩15克／干姜15克／半夏15克／大枣12枚／黄连10克

126. 治疗久病不愈体弱坐卧不宁不思饮食的处方

出自 ▷ 《伤寒论》——百合地黄汤和百合鸡子汤

方一：百合地黄汤

百合100克／生地黄20克

注：百合浸泡3小时，小火煮烂，备用。将生地黄放入开水中，片刻后取

出，拧取生地黄汁，和百合汤一起小火熬煮1～2小时。

方二：百合鸡子汤

百合100克／鸡子黄1枚

注：百合浸泡3小时，小火煮烂，备用。待微温时，将生鸡蛋黄放入，调匀即可服用。

127. 促使脑中风所致昏厥苏醒的方法
出自 ▷《黄帝内经》

剃下患者左额角一寸见方头发，烧成灰，用吸管吸取喷入患者左耳中，五六分钟，患者会口鼻出血，这是正常现象，随之患者就会苏醒。

128. 治疗脑中风的处方
出自 ▷《千金方》——三黄汤、小续命汤、白术附子汤

方一：口能言者

麻黄25克／独活20克／细辛10克／黄芪15克／黄芩15克

方二：口不能言者

麻黄15克／桂枝25克／杏仁15克／石膏25～40克／人参15克／炙甘草15克／当归15克／川芎15克／干姜10克

方三：极度眩晕者

白术25～40克／炮附子40～60克／炙甘草15克／生姜2片／大枣6枚

129. 治疗抑郁症的处方
出自 ▷《伤寒论》——葛根汤

桂枝15克／白芍15克／炙甘草15克／生姜15克／大枣15枚／葛根25克／川芎15克／勾陈15克

130. 治疗偏头痛的处方
出自 ▷《伤寒论》——葛根汤

桂枝15克／白芍15克／炙甘草15克／生姜15克／大枣15枚／葛根25克／川芎15克

131. 治疗脑膜炎的处方
出自 ▷ 《伤寒论》——瓜蒌桂枝汤和葛根汤

方一：患者有汗时

瓜蒌根15克／桂枝15克／白芍15克／甘草15克／生姜15克／大枣15枚

方二：患者无汗时

葛根20克／麻黄10克／桂枝15克／生姜15克／炙甘草15克／白芍15克／
大枣15枚

132. 治疗面瘫的处方
出自 ▷ 《伤寒论》——葛根汤

桂枝15克／白芍15克／炙甘草15克／生姜15克／大枣15枚／葛根25克

133. 防止蚊虫叮咬的方法

取肉桂50克、艾草50克，煮水，涂抹在皮肤表面即可。煮一次，可以
用较长时间。

134. 治疗肌纤维疼痛的处方
出自 ▷ 《伤寒论》——桂枝汤

桂枝30克／白芍15克／生姜15克／炙甘草15克／大枣15枚／玉竹30克

135. 治疗冻疮和坏疽的处方
出自 ▷ 《伤寒论》——当归四逆汤

当归15克／桂枝15克／芍药15克／细辛15克／木通10克／大枣8枚／
炙甘草15克

注：没有便秘的患者，可将木通去掉。

136. 治疗胆囊炎和胆结石的处方
出自 ▷ 《伤寒论》——四逆散

柴胡10克／枳实10克／白芍10克／炙甘草10克／滑石10克／五倍子10

克／海金砂10克

137. 治疗失声和咽炎的处方
出自▷ 《伤寒论》——半夏散
生半夏10克／桂枝10克／炙甘草10克
注：汤药煮好后，将生淀粉放入汤中，待完全吸收后阴干，制成粉剂，温水送服。

138. 治疗大肠炎的处方
出自▷ 《伤寒论》——桃花汤
赤石脂25克／干姜15克／粳米10克
注：赤石脂一半生用，一半和其他两味药一起用。待汤药煮好后，将准备生用的赤石脂研磨成粉放入汤中，服下即可。

139. 治疗严重惊吓和顽固性失眠的处方
出自▷ 《伤寒论》——黄连阿胶汤
黄连20克／黄芩10克／白芍10克／阿胶15克／鸡子黄2枚
注：先煮前三味药，煮好后趁热放入阿胶，取生鸡蛋2个，去壳和蛋清留蛋黄，待汤药稍温，放入蛋黄后立即服用。

140. 治疗血癌的处方
出自▷ 《伤寒杂病论》——桂枝加白芍汤
桂枝15克／白芍30克／干姜15克／炙甘草15克／大枣15枚／生附子15克／白术15克／茯苓15克
注：熬煮中药的时候，要将生附子用棉布包好一起煮。如果是儿童，生附子的用量改为10克。

141. 治疗老年人便秘的处方
出自▷ 《伤寒论》——麻子仁丸

麻子仁500克／芍药250克／枳实250克／大黄500克／厚朴250克／
杏仁250克

注：拿以上几味药到药房制成丸剂，如六味地黄丸大小，每天服用20粒。
如果大便非常干燥，再加入芒硝5克，用开水化开，和药丸一起服下。

142. 治疗黄疸的处方

出自 ▷ 《伤寒论》——茵陈蒿汤

茵陈蒿15克／栀子10克／大黄10克

注：先把茵陈蒿熬煮，将9碗水煮成6碗，然后将大黄和栀子放入一起熬
煮，6碗水煮成3碗。

143. 治疗肾病引起的全身水肿的处方

出自 ▷ 《伤寒论》——四神方

方一：夏天使用

绿豆15克／芡实15克／莲子15克／薏苡仁15克／白果15克／红糖15克

方二：冬天使用

红豆15克／龙眼15克／绿豆15克／芡实15克／莲子15克／薏苡仁15克／
白果15克／红糖15克

144. 治疗喝了大量水仍觉得口渴且小便通畅

出自 ▷ 《伤寒论》——白虎人参汤

知母25克／石膏50～500克／甘草10克／粳米2调羹／党参15克

注：将石膏用棉布包好扎紧，和其他药一起煮，石膏的剂量视患者的病情
而定。

145. 治疗风湿性关节炎的处方

出自 ▷ 《伤寒论》——桂枝附子汤

桂枝15克／白芍10克／炙甘草30克／生姜45克／大枣（切开）12枚／
炮附子25克

146. 治疗长期失眠健忘和心律紊乱的处方

出自 ▷ 《伤寒论》——炙甘草汤

炙甘草15克／生姜10克／桂枝10克／党参5克／生地黄50克／麦冬10克／麻仁10克／大枣10枚／阿胶5克

注：用米酒5碗水4碗，将前八味药煮取3碗，待凉至微温之时，把阿胶放入服用。

147. 治疗痛风的处方

出自 ▷ 《伤寒论》——甘草附子汤

桂枝15克／炙甘草10克／炮附子25克／白术15克

148. 治疗腹痛并伴有下痢的处方

出自 ▷ 《伤寒论》——黄芩汤

黄芩15克／炙甘草10克／白芍10克／大枣12枚

149. 治疗下痢不止的处方

出自 ▷ 《伤寒论》——赤石脂禹余粮汤

赤石脂10克／禹余粮15克

150. 治疗恶心反胃的处方

出自 ▷ 《伤寒论》——小柴胡汤

柴胡25克／黄芩10克／党参10克／炙甘草5克／半夏25克／生姜10克／大枣4枚

注：饭前服用。

151. 治疗胃炎的处方

出自 ▷ 《伤寒论》——黄连汤

黄连15克／炙甘草15克／干姜15克／桂枝15克／党参15克／半夏15克／红枣15枚

152. 治疗肺积水的处方

出自 ▷ 《伤寒论》——十枣汤

芫花2克／大戟2克／甘遂2克

注：将以上三味药研磨成粉，用十余枚红枣熬煮成红枣汤。将磨好的药粉送服，服后三小时出现非常剧烈的上吐下泻属正常情况。该药需在早上6点左右空腹服用，切记。

153. 治疗胃下垂的处方

出自 ▷ 《伤寒论》——吴茱萸汤+旋复代赭汤

吴茱萸10克／生姜20克／大枣8枚／旋复花10克／代赭石5克／半夏10克／党参15克／炙甘草10克

154. 治疗烦躁所致失眠的处方

出自 ▷ 《伤寒论》——栀子豆豉汤

肥栀子4个／香豉3克

155. 治疗肠病毒的处方

出自 ▷ 《伤寒论》——葛根黄芩黄连汤

葛根30克／黄芩10克／黄连10克／炙甘草10克

156. 治疗体位变换产生的眩晕的处方

出自 ▷ 《伤寒论》——茯苓桂枝白术甘草汤

茯苓20克／桂枝15克／白术10克／炙甘草10克

注：如果同时伴有恶心症状，加半夏15克。

157. 治疗更年期烦躁

出自 ▷ 《伤寒论》——桂枝汤

桂枝9克／白芍9克／干姜9克／大枣3枚／炙甘草6克

158. 治疗肾炎、肾积水的处方
出自 ▷ 《伤寒论》——小青龙汤

麻黄12克／芍药9克／干姜9克／半夏9克／桂枝6克／炙甘草6克／细辛3克／五味子3克

159. 治疗便秘的处方
出自 ▷ 《伤寒论》——调味承气汤

炙甘草10克／大黄20克／芒硝10克／栀子10克

注：其他药煮好后盛入碗中，将芒硝放入。

160. 治疗精神分裂症的基础方
出自 ▷ 《伤寒杂病论》——柴胡加龙骨牡蛎汤

柴胡12克／龙骨5克／黄芩5克／生姜5克／铅丹3克／人参5克／桂枝5克／茯苓5克／半夏6克／大黄6克／牡蛎5克／大枣6枚／常山20克／远志20克／苍术20克

注：铅丹用棉布包好后，和其他药一起煮。

161. 应付喝酒的处方
出自 ▷ 《伤寒论》——小柴胡汤+苍术+泽泻

柴胡25克／黄芩10克／党参10克／炙甘草5克／半夏25克／生姜10克／大枣4枚／苍术25克／泽泻30克

注：在饮酒之前1小时服下。饮酒时，小便会很多，喝酒像喝水一样。

162. 治疗急性乳腺炎的处方

栝蒌30克／酒当归15克／白芷6克／乳香3克

163. 治疗腰椎间盘突出的经验方

白术100克／大黄10克／陈皮15克／续断20克／枸杞子20克

164. 治疗跟骨骨刺

出自 ▷ 《本草纲目》

白术50克

注：用水煮，取一盆，将患处浸于盆中，每日3次，每次半小时。视病情轻重，快则一两周，慢则两三个月，即可痊愈。

165. 治疗胃癌的经验方

葛根30克／柴胡25克／半夏15克／甘草10克／白术25克／茯苓25克／人参15克／大枣10枚／干姜10克／生姜10克／干地黄15克／炮附子15克／阿胶15克／黄芩15克／灶心土（或赤石脂）15克

注：阿胶不要煮，待其他药煮好后再放入，调匀即可服用。

166. 治疗腹水的处方

巴豆3颗／芫花2克

注：将以上药研磨成粉，利用巴豆本身所含油脂滚成如黄豆大小的小丸，每次2丸，每日3次。症状消失，立刻停药。

167. 治疗乳腺癌的经验方

方一：治疗乳腺癌，或乳房中有硬块，尚未溃烂破出时使用。

柴胡15克／黄芩15克／瓦楞子25克／川芎15克／丹皮15克／三七15克／续断15克／炮附子25克／阳起石15克／白芍25克／枳实15克／乳香15克／炒麦芽25克／玉金25克／当归10克／牡蛎50克／龙胆草15克

注：体力差，足冷，加熟地黄15克，经期加桂枝15克。

方二：治疗乳腺癌，已经溃决破口，有恶臭，有黑臭水时使用。

柴胡15克／紫根25克／龙骨25克／牡蛎50克／白术25克／炮附子25克／黄芩15克／黄连15克

168. 治疗破伤风和被毒虫咬伤

出自 ▷ 《伤寒杂病论》——黄连粉

黄连50克／薏苡仁25克／白术25克／冬瓜仁15克

注：将以上几味药研磨成粉，涂于患处。

169. 治疗急性阑尾炎的处方

出自▷ 《伤寒杂病论》——大黄牡丹皮汤

大黄20克／牡丹皮5克／桃仁15克／冬瓜仁30克／芒硝15克

注：其他药煮好后，放入芒硝。

170. 治疗痔疮的处方

出自▷ 《伤寒杂病论》——赤豆当归散

赤豆50克／当归50克

注：将上述两味药研磨成粉，温水送服。每次一调羹，一日3次。

如果患者有便秘，再配合调味承气汤一起服用。

方剂如下：

炙甘草10克／大黄20克／芒硝10克／栀子10克

注：其他药煮好后，盛入碗中，将芒硝放入。

171. 治疗胃癌的基础方

出自▷ 《伤寒杂病论》——黄土汤

甘草15克／干地黄15克／白术15克／炮附子15克／阿胶15克／黄芩15克／灶心土50克

注：把灶心土用棉布包好，再与其他药一起煮。如果没有灶心土，可以用赤石脂代替。阿胶不用一起煮，待其他药煮好后，放入即可。

172. 治疗胆结石的处方

出自▷ 《伤寒杂病论》——四逆散

柴胡10克／枳实10克／黄芩10克／炙甘草10克／海金砂15克／五倍子15克

173. 治疗肝癌（无腹水）的处方

生附子15克／生硫黄15克／桂枝20克／炙鳖甲15克／茜草15克／川芎15克／黄芩10克／黄连10克／茵陈20克

174. 治疗糖尿病患者腿部伤口不能愈合的方法

取黄糖半斤放入温水中，完全溶化后，将患处浸泡于糖水中半小时以上，会有脓液排出。每日早晚各一次，两三天伤口即可愈合。

175. 治疗肺癌的处方

出自 ▷ 射干麻黄汤、桔梗汤、千金苇茎汤

桔梗50克／炙甘草20克／皂荚15克／大枣20枚／生半夏10～20克／干姜10克／紫菀15克／款冬花15克／麻黄15克／射干15克／细辛5克／五味子5克

注：如果患者痰中带血，再加入桃仁15克、牡丹皮15克、冬瓜仁15克、苇茎15克。

176. 治疗甲状腺肿瘤和淋巴癌的处方

桂枝25克／龙骨25克／牡蛎50克／防己40克／炙甘草25克／瓦楞子50～100克

177. 帮助油性头发去油的处方

出自 ▷ 《伤寒论》——三黄泻心汤

黄柏10克／黄连5克／黄芩5克

178. 治疗脚气和丹毒的处方

出自 ▷ 《伤寒论》——矾石汤

矾石30克

注：把矾石放入水中煮沸3次，待稍凉时泡脚。

若病情较重，可以配合桂枝芍药知母汤一起服用。

桂枝12克／芍药9克／甘草6克／麻黄12克／生姜15克／白术15克／知母12克／防风12克／炮附子10克

179. 治疗脱发的处方
出自 ▷ 《伤寒论》——桂芝龙骨牡蛎汤

桂芝15克／白芍15克／炙甘草15克／生姜2片／大枣12枚／龙骨20克／牡蛎20克

180. 治疗膝盖滑膜炎
出自 ▷ 《伤寒论》——桂枝芍药知母汤

桂枝25克／白芍20克／甘草15克／麻黄15克／生姜3片／白术25克／知母25克／防风25克／炮附子15克／牡蛎50克／补骨脂50克

181. 帮助戒烟的处方
天南星15克／石膏50～400克／知母25克／黄芩15克／柴胡15克／郁金25克／皂荚15克／桔梗15克／大枣20枚／黄柏15克／黄连10克／苦参15克

注：先煮红枣，20分钟后再放入其他药一起煮。把石膏用棉布包好，与其他药一起熬煮。口不渴者，另加半夏15克。

182. 治疗头皮屑过多和脂溢性皮炎以及手脚角质层过厚的处方
出自 ▷ 《伤寒论》——麻黄杏仁薏苡仁甘草汤

麻黄15克／杏仁15克／薏苡仁50～100克／炙甘草15克

183. 治疗胰腺癌的处方
出自 ▷ 《伤寒论》——干姜黄芩黄连人参汤

干姜15克／黄芩15克／黄连15克／人参15克

注：患者如果出现呕酸现象，再加入代赭石20克、旋复花20克、吴茱萸20克。

184. 治疗疝气和脱肛的处方

出自 ▷ 《伤寒论》——当归四逆汤

当归15克／桂枝15克／芍药15克／细辛15克／木通10克／大枣8枚／炙甘草15克／升麻15克

185. 治疗体股癣及疥疮的处方

出自 ▷ 《伤寒论》——麻黄连翘赤小豆汤

麻黄10克／连翘10克／杏仁10克／赤小豆30克／大枣12枚／桑白皮10克／生姜5克／甘草5克／金银花10克／蝉蜕10克

186. 治疗痔疮的处方

出自 ▷ 《伤寒论》——麻子仁丸

麻子仁500克／芍药250克／枳实250克／大黄500克／厚朴250克／杏仁250克／当归250克／赤小豆250克

注：拿以上几味药到药房制成丸剂，如六味地黄丸大小，每天服用20粒。

187. 治疗肾结石、膀胱结石、尿路结石的处方

出自 ▷ 《伤寒论》——猪苓汤

猪苓5克／茯苓5克／泽泻5克／滑石5克／阿胶5克

注：将前四味药煮好，待稍温时将阿胶放入，搅拌均匀即可服用。

188. 治疗腹膜炎的处方

出自 ▷ 《伤寒杂病论》——当归赤豆散和薏苡附子败酱散

方一：

当归25克／赤豆10克

注：将赤小豆泡发芽，用赤豆芽与当归研磨成糊，温水送服。

方二：

薏苡仁30克／附子6克／败酱草15克

注：将上述三味药研磨成粉，温水送服。

189. 治疗阑尾炎的处方

出自 ▷ 《伤寒论》——大黄牡丹皮汤

大黄25克／牡丹皮15克

190. 治疗乳腺癌的处方

出自 ▷ 《伤寒论》——柴胡桂枝汤+牡蛎

柴胡40克／黄芩10克／党参10克／炙甘草5克／半夏25克／生姜10克／大枣4枚克／桂枝10～20克／牡蛎20克

191. 治疗肺癌的处方

出自 ▷ 《伤寒论》——三物小白散

巴豆2粒／桔梗10克／贝母10克

注：先将巴豆熬黑，然后和桔梗、贝母研磨成粉，开水冲服。若出现腹泻不止，饮凉开水即可。

192. 治疗肝腹水的处方

出自 ▷ 《伤寒论》——三物小白散

巴豆2粒／芫花10克

注：先将巴豆熬黑，再和芫花研磨成粉，开水冲服。若出现腹泻不止，饮凉开水即可。

193. 治疗喉癌的处方

出自 ▷ 《伤寒论》——三物小白散

巴豆2粒／贝母10克

注：先将巴豆熬黑，再和贝母研磨成粉，开水冲服。若出现腹泻不止，饮凉开水即可。

194. 治疗肠梗阻的处方

出自 ▷ 《伤寒论》——大陷胸汤

大黄10克／芒硝10克／甘遂10克

注：大黄煮好后盛入碗中，放入芒硝、甘遂，即可服用。

195. 治疗子宫癌的处方

出自 ▷ 《伤寒论》——抵当汤

水蛭15克／虻虫15克／大黄50克／桃仁20个

196. 治疗外伤阴部所致小便不利或尿血

出自 ▷ 《伤寒论》——桃核承气汤

桃仁15克／大黄15克／桂枝5克／芒硝5克／炙甘草5克

注：其他药煮好后盛入碗中，将芒硝放入。

197. 治疗乳房肿块的处方

出自 ▷ 《伤寒论》——小柴胡牡蛎汤

方一：病症较轻者

柴胡25克／黄芩10克／党参10克／炙甘草5克／半夏25克／生姜3片／
大枣8枚／牡蛎20克

方二：病情较重者

当归20克／川芎15克／白芍15克／生地黄10克／木防己15克／紫根10
克／瓦楞子20克／竹茹10克／炒麦芽15克

198. 治疗大肠癌的处方

出自 ▷ 《伤寒论》——大柴胡汤

柴胡15克／黄芩10克／白芍10克／半夏15克／生姜15克／枳实10克／
大枣4枚／大黄10克／芒硝10克

注：其他药煮好后，盛入碗中，将芒硝放入。以上处方针对未做手术的患者。

199. 治疗乳腺小叶增生的处方

出自 ▷ 《伤寒论》——柴胡桂枝汤

柴胡25克／黄芩10克／党参10克／炙甘草5克／半夏25克／生姜10克／大枣4枚／桂枝10~20克

200. 治疗下肢静脉炎或静脉曲张的处方

出自▷《伤寒论》——白芍甘草汤+炮附子+牛膝

白芍40~50克／炙甘草40~50克／炮附子20克／牛膝20克

201. 去除脂肪瘤的方法

蓖麻子10克

注：把蓖麻子在锅中翻炒几次，待凉了后取少许涂于患处，用创可贴粘上即可。

202. 治疗肝硬化、肝癌的处方

出自▷《万病回春》——分消汤和《济生方》——补气健中汤

方一：早期患者

苍术15克／白术15克／茯苓15克／陈皮10克／厚朴10克／香附子10克／猪苓10克／泽泻10克／枳实5克／大腹皮5克／砂仁5克／木香5克／灯心草一把／干姜5克／生姜5克

方二：晚期患者

苍术15克／白术15克／茯苓15克／陈皮10克／厚朴10克／泽泻10克／人参15克／麦冬15克／黄芩10克

注：如果患者感觉非常冷，再加入生硫黄30克、生附子40克，这两味药熬煮时要用棉布包好。

203. 治疗白癜风的处方

出自▷《千金药方》

芝麻油30毫升／白酒30毫升

注：混合后每次服20毫升，一日3次，2个月为一疗程。服药期间忌食生冷和鱼、肉、鸡、芝麻油（香油）。

204. 治疗慢性盲肠炎和腹部及阴部脓疡的处方

出自 ▷ 《伤寒杂病论》——薏苡仁附子败酱散

薏苡仁50克／炮附子10克／败酱草25克

注：将以上三味药研磨成粉，每次一调羹，一日3次，温水送服。

205. 治疗男子阳痿和女子性冷淡的基础方

出自 ▷ 《伤寒杂病论》——四逆散

柴胡6克／枳实6克／芍药6克／炙甘草6克

注：将以上药加工成粉末，每次小半匙，每日3次。

206. 治疗不孕症或子宫内膜异位症的基础方

出自 ▷ 《伤寒杂病论》——温经汤

当归6克／芍药6克／川芎6克／吴茱萸9克／人参6克／桂枝6克／阿胶6克／牡丹皮6克／生姜6克／甘草6克／半夏6克／麦冬9克

注：阿胶不要煮，待汤药煮好后再放入阿胶。

207. 治疗产后全身疼痛

出自 ▷ 《伤寒杂病论》——桂枝加人参汤

桂枝15克／炙甘草10克／白芍15克／生姜2片／大枣12枚／人参15克

208. 促进乳汁分泌的民间验方

丝瓜300克／鲤鱼500克

209. 孕产妇保健处方

出自 ▷ 《伤寒杂病论》——桂枝汤，当归散，白术散，当归生姜羊肉汤

孕期1～2个月：

桂枝10克／炙甘草10克／白芍10克／生姜4片／大枣12枚

孕期2～6个月：

当归250克／黄芩250克／芍药250克／川芎250克／白术125克

注：以上诸味药研磨成粉，一日4次，每次一汤勺。

孕期6个月到产前：

白术100克／川芎100克／蜀椒100克／牡蛎100克

注：以上诸味药研磨成粉，一日4次，每次一汤勺。

哺乳期：

当归15克／生姜4片／羊肉500克

210. 治疗小儿流鼻涕且咳嗽

出自 ▷ 《伤寒杂病论》

发热且舌苔发黄者：大青龙汤

麻黄10克／杏仁10克／石膏20克／炙甘草10克／桂枝15克／生姜2片／

大枣10枚

注：石膏用棉布包好，和其他药一起煮。

211. 治疗女子逆经的处方

郁金15克

212. 适合孕妇饮用的混合豆浆

黄芪5克

注：用黄芪煮汤，3碗水煮成1碗，与豆浆混合饮用即可，可提高母亲抵抗

力，促进宝宝生长。

213. 治疗由于小儿口腔溃疡或牙龈发炎引起的发热的处方

葛根5克／黄芩5克／黄柏5克／冰糖8小块

注：汗出热退之后立即停用。

214. 治疗孕妇痔疮的方法

方法一：

把蜂蜜放在锅中翻炒，至完全没有水分时，倒入圆锥形的磨具中，待

冷却后，塞入肛门即可。

方法二：

槐实20克

注：把槐实放入锅中炒一下，在没有完全冷却时，捏成圆锥形，塞入肛门即可。

注意：便秘不治好，痔疮是无法根除的。

215. 治疗产后腰背疼和去除妊娠纹的处方

出自 ▷ 《伤寒杂病论》——小柴胡汤

柴胡25克／黄芩10克／党参10克／炙甘草5克／半夏25克／生姜10克／大枣4枚／杜仲20克

216. 使乳房中的乳汁得以顺利流出的处方

冬葵子20克

注：用葱白擦拭乳头，用葱叶尖刺一下，即会出奶。如果还没有分泌乳汁，再服用冬葵子汤药。记住：给宝宝喂奶前把乳头用温水擦干净，不然有异味，孩子可能不愿意吃。

217. 促进乳汁分泌的处方

王不留行15克／穿山甲15克

注：用上述两味药和猪蹄一起煮。

218. 促进乳房发育的处方

出自 ▷ 《伤寒杂病论》——桂枝汤

桂枝15克／炙甘草15克／白芍15克／天麻20克／生姜2片／大枣10枚

219. 治疗女性阴痒的方法

蛇床子10克

注：把该药研磨成粉，涂于患处即可。

220. 治疗血崩

出自 ▷ 《伤寒杂病论》——焦姜汤

阿胶15克／川芎10克／甘草10克／干姜15克／当归15克／白芍25克／
干地黄35克

注：阿胶先放着备用，把其他药煮好后，再放入即可。

221. 治疗隔月来月经的基础方

三宁我竹（莪术）15克／牡丹皮15克／桃仁15克

注：把以上三味药研磨成粉，每次2调羹，每日3次，温水送服。

222. 治疗不孕的基础方

出自 ▷ 《伤寒杂病论》——温经方

吴茱萸15克／当归10克／白芍10克／川芎10克／人参10克／桂枝10克／
阿胶10克／牡丹皮10克／生姜3片／甘草10克／半夏10克／麦冬15克

注：阿胶不要煮，待其他药煮好后再放入。

223. 治疗白带异常

方一：若白带呈黄色，有异味

黄芩15克／黄连15克／黄柏10克／白术10克／赤小豆10克

方二：若白带呈白色，没有异味

炮附子30克／茯苓25克／白术15克／泽泻25克／猪苓15克

224. 治疗小儿癫痫方

出自 ▷ 《伤寒杂病论》——甘麦大枣汤

炙甘草15克／小麦30克／大枣10枚

225. 治疗产后抑郁和产后便秘

出自 ▷ 《伤寒杂病论》——小柴胡汤

柴胡25克／黄芩10克／党参10克／炙甘草5克／半夏25克／生姜3片／

大枣5枚

226. 治疗孕期全身或下肢水肿

出自 ▷ 《伤寒杂病论》——葵子茯苓散

葵子500克／茯苓100克

注：将以上药研磨成粉，每次2调羹，每日3次，温水送服。

227. 治疗阴茎溃烂

出自 ▷ 《伤寒杂病论》——阿胶附子汤

阿胶25克／炮附子25克／甘草12克

注：先煮好其他两味药，再放入阿胶。

228. 治疗孕期见红

出自 ▷ 《伤寒杂病论》——胶艾汤和当归黄芪建中汤

方一：

阿胶15克／川芎10克／甘草10克／艾叶15克／当归15克／白芍25克／干地黄35克／桑上寄生15克

注：阿胶先放着备用，把其他药煮好后，再放入即可。

方二：

桂枝15克／炙甘草10克／白芍30克／生姜2片／大枣12枚／当归20克／黄芪15克

229. 治疗阴囊肿大的处方

茯苓15克／桂枝15克／木防己10克／杏仁15克／黄芪10克／白术10克

230. 治疗子宫肌瘤的处方

出自 ▷ 《伤寒论》——桂枝茯苓丸

桂枝200克／炮附子200克／茯苓250克／白术150克／白芍100克／牡丹皮150克／桃仁150克

注：把以上几味药拿到药房加工成丸剂或胶囊。如果是丸剂，每次20粒，每日3次。如果是胶囊，每次5粒，每日3次。

231. 治疗男子不能行房事的处方
出自▷ 《伤寒论》——桂附八味丸

干地黄400克／山药200克／茯苓150克／山茱萸250克／泽泻200克／牡丹皮150克／炮附子150克／肉桂150克

注：拿以上诸味药（除肉桂外）去药房，加工成如六味地黄丸一样的丸剂。大便次数多的，每日3次，每次20粒，连同5克肉桂粉用淡盐水送服。大便较少者，可以去掉处方中的肉桂和炮附子，每日3次，每次10粒，用淡盐水送服。

232. 治疗女性阴道和男性睾丸抽痛的处方
出自▷ 《伤寒论》——桂芝龙骨牡蛎汤

桂芝15克／白芍15克／炙甘草15克／生姜2片／大枣12枚／龙骨25克／牡蛎25克

233. 帮助回奶和治疗月经不规律的处方
出自▷ 《奇方异录》——回奶汤

桂枝20克／当归20克／白芍15克／川芎15克／熟地黄10克／炒麦芽40克／通草3克／阳起石10克

234. 治疗月经不调的处方
出自▷ 四物汤和桂枝茯苓丸

方一：

白芍15克／当归20克／熟地黄10克／川芎15克／炮附子15克

方二：

桂枝20克／炮附子20克／茯苓25克／白术15克／白芍10克／牡丹皮15克／桃仁15克

235. 治疗频繁遗精的处方

出自 ▷ 《伤寒论》——桂枝龙骨牡蛎汤

桂枝10克／白芍10克／生姜10克／炙甘草5克／大枣12枚／龙骨20克／

牡蛎10克／炮附子15克

236. 治疗小儿尿床的处方

出自 ▷ 《伤寒论》——桂枝龙骨牡蛎汤

桂枝10克／白芍10克／生姜10克／炙甘草5克／大枣12枚／龙骨10克／

牡蛎20克

237. 治疗小儿体弱厌食和小儿多动症的处方

出自 ▷ 《伤寒论》——小建中汤

麦芽糖30克／桂枝10克／白芍20克／生姜10克／大枣6枚／炙甘草5克

238. 治疗痛经的处方

出自 ▷ 《伤寒杂病论》

方一：柴胡+白芍汤

柴胡25克／黄芩10克／党参10克／炙甘草5克／半夏25克／生姜2片／

大枣4枚／白芍40～50克

方二：四物汤

白芍30克／当归15克／熟地黄15克／川芎15克／附子15克／茜草30克

方三：桃核承气汤

桃仁12克／大黄12克／桂枝6克／芒硝6克／炙甘草6克

注：芒硝不要煮，待其他药煮好后，放入融化即可。

239. 治疗孕妇呕吐不止的处方

出自 ▷ 《伤寒杂病论》——半夏甘草汤和人参半夏干姜汤

方一：

半夏10克／干姜10克／甘草10克

方二：

半夏15克／人参10克／干姜10克

注：将上述三味药研磨成粉，每次一调羹，温水送服，每日2～3次。

240. 治疗呕吐不止和小儿吐奶的处方

出自▶ 《伤寒论》——五苓散

猪苓15克／泽泻30克／白术15克／茯苓15克／桂枝10克

注：用水煎，取药汁，放入食用淀粉，待完全吸收之后晾干，制作成粉剂，温水送服。

241. 治疗小儿流鼻血

（民间验方）

鲜藕榨汁一杯，服下即可。

242. 治疗顽固性口腔溃疡的处方

出自▶ 《伤寒杂病论》——甘草泻心汤

甘草12克／黄芩9克／干姜9克／半夏9克／大枣12枚／黄连3克

243. 治疗剧烈牙疼的经验方

出自▶ 《伤寒杂病论》——白虎汤

知母20克／石膏50克／甘草7克／生地黄15克／粳米1调羹

244. 治疗三叉神经痛

（民间验方）

以钝物刺激天突穴，辅以浓盐水催吐，每日一次，不出3日即可痊愈。

245. 治疗视网膜色素变性的基础方

出自▶ 《伤寒杂病论》——炙甘草汤和小建中汤

方一：

炙甘草20克／生姜2片／桂枝15克／党参10克／麦冬10克／麻仁10克／柴胡15克／川芎20克／牡丹皮20克／桃仁20克／熟地黄50克／枸杞子30克／黄连10克／山茱萸30克／阿胶10克／大枣10枚

注：待其他药煮好后，再放入阿胶。

方二：

桂枝15克／炙甘草15克／生姜2片／大枣10枚／杜仲10克／巴戟天20克／肉苁蓉20克／山茱萸30克／吴茱萸15克／川芎15克／山药30克／艾叶10克／炮附子20克

246. 治疗牙痛的方法

牡蛎10克

注：牡蛎研磨成粉，含于患处。

247. 治疗视物模糊和眼球萎缩

柴胡25克／黄芩10克／党参10克／炙甘草5克／半夏10克／生姜2片／大枣5枚／白蒺藜20克／决明子20克／川芎20克／牡丹皮20克／桃仁20克／牛膝20克／郁金10克／菊花10克／巴戟天20克／枸杞子15克／蕤仁10克／山茱萸20克／合欢皮15克／夜明砂10克／草决明15克／蛇蜕10克

248. 治疗中耳炎的处方

麝香2克／矾石98克

注：将这两味药研磨成粉，喷入耳中。

249. 治疗鼻窦炎的处方

辛夷15克／苍术15克／菖蒲15克

注：如果患者流清鼻涕，再加干姜15克；如果患者流脓鼻涕，再加杏仁15克、麦冬15克。

250. 治疗牙龈易出血及易流鼻血

出自 ▷ 《伤寒论》——大黄黄连汤

大黄15克／黄连15克

注：将这两味药放入开水中浸泡，即可饮用（像泡茶一样）。

251. 治疗眼睛发炎的处方

出自 ▷ 《伤寒论》——栀子柏皮汤

栀子15克／炙甘草5克／黄柏15克

注：9碗水煮成7碗水，过滤后，用纱布擦拭眼睛。

252. 治疗眼底病变的处方

金银花15克／菊花15克／密蒙花20克／龙胆15克／石决明15克／草决明15克／当归20克／黄芪20克／黄芩15克／赤芍15克／木贼15克／蝉蜕15克／黄连10克

253. 治疗视网膜病变的中药药方之一

生附子30克／黄芪30克／甘草30克／当归20克／荜拔30克／夜明砂20克／牡丹皮20克／灵芝15克／水蛭10克／赤芍20克

注：以上处方内容仅供学习研究之用。

三、其他药方

1. 六味地黄丸

【主治】

（1）治肝肾不足，真阴亏损（肝肾之动能精气不足，肾主水，气则水火化，风吹气才会动，气为肾，风为肝），精血（肝藏血、肾藏精）枯竭，憔悴羸弱（精血不足者身体一定不好）。

（2）腰痛足酸（肾主骨），自汗（气虚）盗汗（心虚不固），水泛为痰（虚火使气凝为痰），发热咳嗽（肾中虚火移热于肺而咳嗽）。

（3）头晕目眩（肾气虚营养素无法传送至全身，无法上达于天，肝开窍于目），耳鸣耳聋（肾精不足），遗精便血（肾元不足），消渴淋沥（糖尿病的消渴症，肾水无法上潮，造成口渴，营养素往外排，尿浮一层白色油膏）。

（4）失血失音（肾不足，肝就不足，肝不足，血就不足，风不足，声音就出不来），舌燥喉痛（肾水无法上潮就舌燥喉痛），虚火牙痛（肾主骨，肾水无法克火）（若针大都穴无用，用桂附八味丸）。

（5）足跟作痛（肾水不足，肾病所特有症状是足跟热痛肾结石，针阳池穴可立解），下部疮疡（阴湿火旺）等症。

2. 七宝美髯丹

【主治】

治气血不足，羸弱周痹，肾虚无子（精虫活力不足，男性不育症）。

消渴淋沥，遗精崩带，痈疮痔（不痛不痒不出血，若会痛、痒是热湿或寒湿的痔疮），肿（气凝血瘀，气血不足造成）等症。

【组成】

何首乌大者赤（阴）白（阳）（补血气）各一斤，去皮切片，黑豆拌，九蒸九晒；白茯苓（人）乳拌；牛膝，酒浸，同何首乌第七次蒸至第九次（为了让天水与地水能配合）；当归；枸杞子；菟丝子；破故纸（助命火而暖丹田），黑芝麻拌炒（入肾补肾让丹田与肾脏互通联结），四两净

3. 还少丹

【主治】

治脾肾虚寒，不思饮食（寒不化物），血气羸乏。

热盗汗，遗精白浊，肌体瘦弱，牙齿浮痛（阴虚火旺）等症。

（阴虚火旺的牙痛，不是胃中有火的牙痛，而是咬起来怪怪的，尤其是老人家常菜炒得生硬。牙周病是颊车穴附近瘀血造成牙床的营养供给不良。）

【组成】

熟地黄、山药、牛膝、枸杞子、山茱肉、茯苓、杜仲、远志、五味

子、楮实、小茴香、巴戟天、肉苁蓉、石菖蒲

4. 黑地黄丸

【主治】

（1）治脾肾不足，房室虚损，形瘦无力，面色青黄。

注：此脾肾两伤之症。

（2）亦治血虚久痔（加猪胆汁，和七宝美髯丹有异曲同工之妙）。

注：气不摄血则妄行，湿热下流则成痔。洁古曰："此治血虚久痔之圣药。"

【组成】

苍术、熟黄地、五味子、干姜

5. 虎潜丸

【主治】

治精血不足，筋骨痿弱，足不任地，骨蒸劳热。

注：肝主筋，血不足，则筋痿。肾主骨，精不足，则骨痿。故步履维艰也。人之一身，阳常有余，阴常不足，骨蒸劳热，本乎阴虚。

【组成】

黄檗、知母、熟地黄、虎胫骨（防风取代）、龟版、琐阳、当归、牛膝、白芍、陈皮

6. 天真丸

【主治】

（1）治一切亡血过多，行槁肢羸，饮食不进，肠胃滑泄，津液枯竭。

（2）久服生血益气，暖胃驻颜（一般人吃起来会流鼻血，是大补气血之药，尤其车祸大失血的人，失血过多的产妇，此方最宜）。

【组成】

精羊肉、肉苁蓉、山药、当归、天冬

7. 三才封髓丹

【主治】

益肾水、降心火、滋阴养血、润而不燥

注：别看它说降心火、益肾水，真正的作用在于补脑。

【组成】

天门冬、熟地黄、人参、黄蘖、砂仁、甘草

8. 补天丸

【主治】

治气血衰弱，六脉细数（阴虚有火）虚劳之证（肺气不足，就是供氧量不够，供氧不够而引起吸收气的功能不足，才会使血液流动更快，上气不接下气而喘）。

【组成】

紫河车、败龟版、黄蘖、杜仲、牛膝、陈皮

9. 人参固本丸

【主治】

治肺劳虚热。

注：虚热，或因消汤，或因热病而至或用药下之，或大汗出或什么大伤精液所造成。水不能克火之热谓之虚热，此症是由虚热所造成的肺痨症。

【组成】

人参、天冬、麦冬、生地黄、熟生黄

注：三才汤再加二味药（麦冬、生地黄），是由三才汤衍生出来的，人参为君，以治肺劳虚热。

10. 参乳丸

【主治】

大补气血。

【组成】

人参末、人乳粉。等分蜜丸。

11. 孔圣枕中丹

【主治】

治读善忘，久服令人聪明。

注：最好不要久服。

【组成】

败龟版、龙骨、远志、九节菖蒲

12. 大补阴丸

【主治】

（1）治水亏火炎，耳鸣耳聋、欬逆虚热（虚火上炎）。

注：耳为肾窍，耳鸣耳聋，皆属肾虚。水不制火，木挟火势冲逆而上，则为欬逆，即今之呃忒也。

（2）肾脉洪大，不能受峻补者。

【组成】

黄檗、知母、熟地黄、败龟版

13. 滋肾丸

【主治】

（1）治肾虚蒸热、脚膝无力，阴痿阴汗，冲脉上冲而喘。

（2）下焦邪热。口不渴而小便秘。

【组成】

黄蘗、知母、肉桂

14. 斑龙丸

【主治】

治虚损，理百病，驻颜益寿。

【组成】

柏子仁、鹿角霜、鹿角胶、熟地黄、菟丝子

15. 龟鹿二仙膏

【主治】

瘦弱少气，梦遗泄精，目视不明，精极之症。

【组成】

鹿角、龟版、枸杞子、人参

16. 补火丸

【主治】

治泠劳气血枯竭（血压太低，头晕），肉瘠（肿）齿落，肢倦言微（手脚无力，不说话）。

【组成】

石硫黄（不可用水硫黄）、猪大肠

17. 扶桑丸

【主治】

除风湿，起赢尪，驻容颜，乌髭发，祛病延年。

【组成】

嫩桑叶、巨胜子、白蜜

18. 参苓白术散

【主治】

脾胃虚弱，饮食不消，或吐或泻。

【组成】

人参、白术、茯苓、甘草、莲肉、薏苡仁、山药、扁豆、砂仁、陈皮、桔梗

注：薏苡仁、莲肉无法溶于水，因此作成散。

19. 妙香散

【主治】

梦遗失精，惊悸郁结。

【组成】

山药、桔梗、人参、黄耆、茯神、远志、茯苓、麝香、辰砂、木香、甘草

20. 四君子汤

【主治】

（1）一切阳虚（胃阳虚）气（胃气）弱，脾衰肺损，饮食少思，体瘦面黄，皮聚毛落（除瘀血外，就是气虚不足造成掉头发），脉来细软。

（2）以其皆中和之品，故曰君子也。

【组成】

人参、白术、茯苓、甘草

参 考 文 献

[1] 张大生主编. 黄帝内经[M]. 天津：天津古籍出版社，2009.

[2] （汉）张仲景著. 注解伤寒论. （金）成无己注释[M]. 北京：人民卫生出版社，2015.

[3] 邓铁涛，郑洪主编. 中医五脏相关学识研究论[M]. 广州：广东科技出版社，2008.

[4] 许能贵，符文彬主编. 临床针灸学[M]. 北京：科学出版社，2016.

[5] 程宝书主编. 新编针灸大辞典[M]. 北京：华夏出版社，1995.

[6] 刘渡周，傅士垣，王庆国等编. 伤寒论诠解[M]. 北京：人民卫生出版社，2013.

[7] 杨建宇，刘华宝，杨运高主编.《伤寒杂病论会通》精纂[M]. 郑州：河南科学技术出版社，2016.

[8] （清）俞根初原著. 重订通俗伤寒论. 徐荣斋重订[M]. 北京：中国中医药出版社，2011.

[9] 胡熙明主编. 中国中医秘方大全[M]. 上海：文汇出版社，1990年.

[10] 倪海厦著. 倪海厦人纪系列丛书，内部刊印.

出 版 说 明

　　本书中所包含的所有信息都是充分而精确的。即便如此，书中所有的观念、程序、药方及建议都不应取代您对医生的咨询，作者及出版者不针对特定的读者提供专业建议和服务，不针对您的特别健康或须受医疗监控的需求负责。凡涉及您健康之事都应在医疗体系监控下进行，作者及出版者不对因本书所建议的信息而可能造成的损失或损害负连带责任。

　　本书附录"古书经典配方"中的剂量单位遵照原方，分别采用了"斤"、"两"、"克"，配方用法用量请遵医嘱，偏方仅供参考。

图书在版编目（CIP）数据

脉动的中医：健康新理念／许天兴著. —上海：
上海科学普及出版社，2017.2
ISBN 978－7－5427－6012－8

Ⅰ.① 脉… Ⅱ.① 许… Ⅲ.① 中医学—研究 Ⅳ.① R2

中国版本图书馆CIP数据核字（2017）第012830号

责任编辑 吴隆庆

脉动的中医：健康新理念

许天兴 著

上海科学普及出版社出版发行

（上海中山北路832号 邮政编码200070）

http://www.pspsh.com

各地新华书店经销 北京东君印刷有限公司印刷
开本 787×1092 1/16 印张 14.5 字数210000
2017年2月第1版 2017年2月第1次印刷

ISBN 978－7－5427－6012－8 定价：59.80元
本书如有缺页、错装或坏损等严重质量问题
请向出版社联系调换

脉动的中医